ISBN 978-3-662-27672-3 ISBN 978-3-662-29162-7 (eBook)
DOI 10.1007/978-3-662-29162-7

Ergebnisse der inneren Medizin und Kinderheilkunde.

Inhalt des 58. Bandes.

Erkrankungen durch Mangan und seine Verbindungen mit besonderer Berücksichtigung der Lungenentzündungen. Von Professor Dr. H. E. Büttner. (Mit 11 Abbildungen.)
Über den Cushingschen Symptomenkomplex. Von Dr. Cl. Malaguzzi-Valeri. (Mit 6 Abbildungen.)
Die Herz- und Gefäßstörungen bei den verschiedenen Malariaformen, unter besonderer Berücksichtigung elektrokardiographisch faßbarer Befunde. Von Dr. med. habil. W. Mohr. (Mit 37 Abbildungen.)
Das Herz und der Kreislauf bei den Hyperthyreotikern. Von Dr. H. Gotta. (Mit 8 Abbildungen.)
Hepatitis epidemica. Von Dozent Dr. med. habil. F. v. Bormann. (Mit 14 Abbildungen.)
Der hypophysäre Zwergwuchs im Kindesalter. Von Dr. K. Schwartzer. (Mit 20 Abbildungen.)

Die kryptogenen Myopathien. Von Professor Dr. H. Günther.
Die Schweinehüter-Krankheit (Meningitis serosa porcinaril, Maladie des porchers). Von Dr. H. Wehrlin. (Mit 12 Abbildungen.)
Probleme der experimentellen und klinischen Pathologie und Therapie der Zuckerkrankheit. Kritische Übersicht für Theorie und Praxis. Von Dr. L. Horval. (Mit 1 Abbildung.)
Fluorescenzphänomen und Porphyringehalt der Erythrocyten. Von Dr. med. habil. K. A. Seggel. (Mit 13 Abbildungen.)
Namen- und Sachverzeichnis. Inhalt der Bände 51—58.
Ein Generalregister für die Bände 1—25 befindet sich in Band 25 und für die Bände 26—50 in Band 50.

Inhalt des 57. Bandes.

1939 III u. 971 S. gr. 8°. Mit 178 Abbildungen.
RM. 108.—, gebunden RM. 116.—.

Kreislaufstörungen der Lunge. Von Regierungs-Medizinalrat Dr. E. Schuntermann. (Mit 30 Abbildungen.)
Haffkrankheit. Von Dozent Dr. B. zu Jeddeloh. (Mit 2 Abbildungen.)
Das Weltmannsche Hitzekoagulationsband. Von Dr. med. habil. H. Rosegger. (Mit 2 Abbildungen.)
Die Stellung der Erythrocyten im Mineralhaushalt. Von Dr. Frida Schmitt.
Einiges über die Serumweißkörper und deren Bedeutung. Von Dr. K. Dirr.
Über die Entstehung des Herzinfarkts. Von Dr. med. habil. R. Schwab und Dr. K. Göpfert.
Über den Vitamin B_1-Haushalt des Menschen. Von Dr. F. Widenbauer. (Mit 11 Abbildungen.)
Die abakteriellen Meningitiden. Von Professor Dr. G. Fanconi. (Mit 25 Abbildungen.)

Klinische Erfahrungen über die Anwendung neuer Insuline. Von Professor Dr. F. Strieck. (Mit 1 Abbildung.)
Klinische und morphologische Gesichtspunkte zur Auffassung der Myelose als Neoplasma. Von Dr. S. Moeschlin und Privatdozent Dr. K. Rohr. (Mit 37 Abbildungen.)
Fokalinfektion. Von Professor Dr. K. Gutzeit und Professor Dr. G. W. Parade. (Mit 20 Abbildungen.)
Die Bauchsymptomatologie des diabetischen Komas. Von Dr. med. habil. Hch. Berning. (Mit 24 Abbildungen.)
Fluorvergiftung. Eine Übersicht über die Rolle des Fluors in der Pathologie und Physiologie. Von Dozent Dr. K. Roholm. (Mit 26 Abbildungen.)
Namen- und Sachverzeichnis. Inhalt der Bände 51—57.
Ein Generalregister für die Bände 1—25 befindet sich in Band 25 und für die Bände 26—50 in Band 50.

Inhalt des 56. Bandes.

1939 III u. 782 S. gr. 8°. Mit 153 zum Teil farbigen Abbildungen.
RM 90.—, gebunden RM 98.—.

Röntgenkymographische Untersuchungen des Herzens im Kindesalter. Von Dr. H. U. Köttgen. (Mit 45 Abbildungen.)
Monocytenleukämie. Von Professor Dr. W. Schultz und Dr. Edgar Krüger.
Über die Bedeutung des Vitamin C für die klinische Medizin. Von Dr. L. L. Kirchmann.
Die Behandlung der kindlichen Zuckerkrankheit bei freigewählter Kost. Von Professor Dr. K. Stolte und Dr. J. Wolff. (Mit 5 Abbildungen.)
Symptomatologie, Pathogenese und Therapie der akuten und chronischen Pseudourämie und der echten Urämie. Von Professor Dr. E. Becher.
Ergebnisse der Leukoseforschung der letzten Jahre. Von Dr. J. Engelbreth-Holm.
Die thyreotoxische Krise, das thyreotoxische Koma. Von Professor Dr. H. W. Bansi. (Mit 4 Abbildungen.)
Die Ergebnisse der Sternalpunktion. Von Professor Dr. N. Henning und Dr. H. Keilhack. (Mit 19 zum Teil farbigen Abbildungen.)

Die physikalisch-chemischen Grundlagen der Ödementstehung. Von Dr. H. v. Pein. (Mit 9 Abbildungen.)
Osteogenesis imperfecta congenita et tarda. Von Dr. S. Kramer. (Mit 3 Abbildungen.)
Differentialdiagnose des Ikterus nach färberischen Merkmalen. Von Professor Dr. H. Horsters.
Mensch und Chlorophyll. Von Dr. J. Th. Brugsch.
Grundzüge einer klinischen Vektordiagraphie des Herzens. Von Professor Dr. F. Schellong (mit einem Beitrag von A. Buckel-Berlin). (Mit 68 Abbildungen.)
Namen- und Sachverzeichnis. Inhalt der Bände 51—56.
Ein Generalregister für die Bände 1—25 befindet sich in Band 25 und für die Bände 26—50 in Band 50.

VI. Der hypophysäre Zwergwuchs im Kindesalter[1].

Von

K. SCHWARTZER - Göttingen.

Mit 20 Abbildungen.

Inhalt.
Seite
Literatur 285
I. Einleitung 294
II. Krankengeschichte des Kindes H. B. 295
III. Das Skeletsystem 297
    Anatomische Grundlagen des PALTAUFschen Zwerges S. 297. — Tierexperimentelle Untersuchungen S. 298. — Innersekretorische Korrelationen S. 299. — Zeitpunkt des Einsetzens der Funktionsstörung S. 300. — Endokrine Störungen des Fetallebens S. 300. — Wachstumsfähigkeit S. 301. — Epiphysenfugen S. 301. — Knochenkerne S. 302. — Schädelnähte S. 302. — Wachstumskurve S. 303. — Proportionen S. 304. — Kiefer und Zähne S. 305. — Akromikrie S. 306. — Akromikrie bei Sklerodermie S. 309. — Nägel S. 310. — Körperbehaarung S. 310. — Osteoporose S. 310. — SCHÜLLER-CHRISTIANsches Syndrom S. 312. — Aseptische Knochennekrosen S. 312. — Blutkalkspiegel S. 313. — Osteosklerose S. 313. — Zusammenfassung S. 315.
IV. Die Weichteile 316
    Splanchnomikrie S. 316. — Geroderma S. 316. — Progerie S. 316. — Ateleiosis S. 317. — Kachexie S. 318. — Adipositas S. 319. — LAURENCE-BARDET-BIEDLsches Syndrom S. 319. — Grundumsatz S. 319. — Blutzuckerregulation S. 319. — Blutbild S. 320. — Genitalentwicklung S. 320. — Intelligenz S. 322. — Zusammenfassung S. 323.
V. Lokale Veränderungen an der Sella turcica 323
    Röntgenuntersuchung S. 323. — Hemianopsie S. 325. — Interferometrie S. 325
VI. Hormonbehandlung 325
    Das EVANSsche Hormon S. 325. — Kritik S. 326. — Erfolge S. 327. — Passagere Wachstumsstörungen S. 328. — Antihormone S. 329.
VII. Ergebnis 330

Literatur.

ABT, I. A.: The Relationship of Growth and Development to Abnormalities of Dentition. Arch. of Pediatr. 48, 705 (1931).
ALTMANN, F.: Hypophysärer Zwergwuchs bei einem weiblichen Individuum. Beitr. path. Anat. 85, 205 (1930).
American Medical Association: Die Drüsen mit innerer Sekretion und ihre physiologische und therapeutische Bedeutung. Wien-Leipzig 1937.
AMMON, R. u. W. DIRSCHERL: Fermente, Hormone, Vitamine. Leipzig 1938.
ANSELMINO, K. J. u. FR. HOFFMANN: (1) Das Fettstoffwechselhormon des Hypophysenvorderlappens. Klin. Wschr. 1931 II, 2380, 2383.

---
[1] Aus der Universitäts-Kinderklinik in Göttingen. Direktor: Professor Dr. H. BEUMER.

Anseemino, K. J., Fr. Hoffmann u. L. Herold: (2) Über die adrenalotrope Wirkung von Hypophysenvorderlappenextrakten. Klin. Wschr. **1933 II**, 1944.
— — — (3) Über die parathyreotrope Wirkung von Hypophysenvorderlappenextrakten. Klin. Wschr. **1934 I**, 45.
Apert, E. et P. Robin: La Progéria (nanisme sénile de Variot). Ses varietés cliniques. Presse méd. **75**, 433 (1927).
Apitz, K.: Zur Pathogenese des hypophysären Kleinwuchses. Virchows Arch. **302**, 555 (1938).
Arneth u. J. Brockmann: Über den qualitativen Blutbefund nach Arneth bei einem Falle von Infantilismus. Med. Klin. **1922 II**, 1276.
Artwinski, E. u. B. Bornstein: Zwei Fälle von Hypophysentumoren mit Störungen der Körpergröße. Zit. Kongreßzbl. inn. Med. **66**, 495 (1932).
Aschner, B.: Physiologie der inneren Sekretionen. Leipzig-Wien 1936.
Asher, L. u. P. Ratti: (1) Der Einfluß des Thymus auf das Wachstum unter normalen und anormalen Bedingungen. Klin. Wschr. **1929 II**, 2051.
— u. E. Landolt: (2) Die wachstumsregulierende Funktion des Thymus. Klin. Wschr. **1934 I**, 632.
Assmann, H.: Zur osteosklerotischen Anämie. (Ein Fall von Marmorknochenkrankheit.) Schweiz. med. Wschr. **1935 I**, 293.
Atkinson, B. R. B.: The Onset of Acromegaly before 15 Years of Age. Brit. J. Childr. Dis. **28**, 121 (1931).
Aub, I. C. and D. M. Tibbetts: Do the Pituitary and Adrenal Glands influence Calcium or Magnesium Metabolisme? Trans. Assoc. amer. Physicians **51**, 129 (1936).
Bachmann, F.: Zur Klinik und Pathophysiologie des infantilen Zwergwuchses. Dtsch. Arch. klin. Med. **156**, 89 (1927).
Baensch: Zit. nach Schinz-Baensch.
Ballmann, E.: (1) Über Akromikrie. Z. Konstit.lehre **13**, 241 (1928).
— u. I. Hock: (2) Versuch einer anthropometrischen Analyse der Wachstumsstörungen bei hypophysären Erkrankungen. Z. Konstit.lehre **12**, 540 (1926).
Barker, L. T.: A Case of Hypophyseal Dwarfism (Nanosomia pituitaria). Endocrinology **17**, 647 (1933).
Bàrsony, Th.: (1) Antagonismus zwischen den Krankheitszeichen der Akromegalie und jenen bei Akromikrie (Sklerodaktylie, Akrosklerose). Wien. klin. Wschr. **1933 I**, 750.
— u. E. Frisch: (2) Beiträge zur Röntgenologie „der Akrosklerose". Fortschr. Röntgenstr. **47**, 287 (1933).
Bauer, I.: (1) Über Fettansatz. Klin. Wschr. **1922 II**, 1977.
— (2) Innere Sekretion, ihre Physiologie, Pathologie und Klinik. Wien-Berlin 1927.
— (3) Hypophyse und Wachstum. Klin. Wschr. **1930 I**, 625.
— (4) Die endokrin Stigmatisierten. Dtsch. med. Wschr. **1932 I**, 439.
— (5) Der Einfluß der Nebennieren und Hypophyse auf die Blutdruckregulation und Umstimmung der Geschlechtscharaktere beim Menschen. Klin. Wschr. **1935 I**, 361.
— (6) Die Pathophysiologie der Hypophyse. Wien. klin. Wschr. **1936 I**, 673.
Beckmann, I. W.: A Clinical Study of 21 Cases of Tumours of the Hypophyseal Stalk. Brain **52**, 127 (1929).
Béjot, M.: Syndromes hypophysaires. Thèse de Paris **1923**.
Berberich, J.: Geburtstraumatische Veränderungen der Hypophyse. 37. Verslg dtsch. Ges. Kinderheilk. 1926, S. 403.
Berblinger, W.: Zur Kenntnis des pituitären Kleinwuchses. Beitr. path. Anat. **87**, 233 (1931).
Bergonzi, M.: Contributo allo studio dell'acromicria. Riv. Pat. nerv. **47**, 125 (1936).
Bernhardt, H.: (1) Beitrag zur Marmorknochenerkrankung. Klin. Wschr. **1926 I**, 415.
— (2) Neue Ergebnisse der Hypophysenforschung. Spezielle Pathologie und Therapie innerer Krankheiten, 10. Erg.bd., S. 39. 1935.
Bertinotti: Zit. nach Rosenstern (1).
Beumer, H.: Pathologie der Hypophyse. Pfaundler-Schlossmanns Handbuch der Kinderkrankheiten, 4. Aufl., Bd. I. 1931.
Biedl, A: (1) Physiologie und Pathologie der Hypophyse. Wiesbaden 1922.
— (2) Zur Charakteristik der Pubertät. Mschr. Kinderheilk. **31**, 347 (1926).

BIEDL, A.: (3) Die funktionelle Bedeutung der einzelnen Hypophysenanteile. Endokrinol. **3**, 241 (1929).
— (4) Die Hypophyse. BETHES Handbuch der normalen und pathologischen Physiologie, Bd. XVI/1, S. 401. 1930.
BLEULER, E.: Pituglandol gegen Zwergwuchs. Schweiz. med. Wschr. **1922 I**, 703.
BOBER, H.: Die Bedeutung der Sellaaufnahme für die Konstitutionsmedizin und Anthropologie. Fortschr. Röntgenstr. **54**, 386 (1936).
BOKELMANN, O.: Die spezielle Anatomie der Sella turcica und ihre klinische Bedeutung für die Erkennung der Hypophysengröße. Fortschr. Röntgenstr. **49**, 364 (1934).
BORAK, I.: Über die Knochenveränderungen bei der RAYNAUDschen Krankheit. Fortschr. Röntgenstr. **36 I**, 609 (1927).
BORCHARDT, L.: (1) Abgrenzung und Entstehungsursache des Infantilismus. Dtsch. Arch. klin. Med. **138**, 129 (1922).
— (2) Der Infantilismus. KRAUS-BRUGSCHS Handbuch der speziellen Pathologie und Therapie, Bd. XI, S. 303. 1927.
— (3) Klinische Pathologie des Wachstums und der Entwicklung. Dtsch. med. Wschr. **1929 I**, 823.
BORCHARDT, M.: Über Fettsucht im Kindesalter und ihre Prognose mit besonderer Berücksichtigung der Frage der Dystrophia adiposo-genitalis. Mschr. Kinderheilk. **67**, 270 (1936).
BRANDIS, G.: Zur Kenntnis des Infantilismus und Zwergwuchses. Dtsch. Arch. klin. Med. **136**, 323 (1921).
BRILL, L.: Vergleichende Messungen der Sella turcica im Kindesalter. Mschr. Kinderheilk. **57**, 1 (1933).
BROC, R. u. Mitarb.: Progéria, Etude des Lésions du système osseux. Presse méd. **43**, 786 (1935).
BRUGSCH, TH.: Akromikrie oder Dystrophia osteo-genitalis. Med. Klin. **1927 I**, 81.
CANDIA, S. DE: Zwei neue Formen von endokrinem Zwergwuchs: Der parathyreoide Zwergwuchs von PENDE und der frühzeitige Matronismus von PENDE. Riforma med. **1933**, 1725.
CARNOT, P. et R. CACHÉRA: Acromicrie, obésité et insuffisance génitale. Bull. Soc. méd. Hôp. Paris **52**, 691 (1936).
CARPENTER u. Mitarb.: The Treatment of Hypophyseal Stalk Tumours by Evacuation and Irradiation. Kongreßzbl. inn. Med. **93**, 613 (1938).
CASSIRER, R. u. R. HIRSCHFELD: Vasomotorisch-trophische Erkrankungen. Spezielle Pathologie und Therapie innerer Krankheiten, Bd. X, S. 3. 1924.
CERAUKE, P.: Über den Hypophysenbefund bei Ateleiose. Wien. Arch. inn. Med. **29**, 151 (1916).
CLEVELAND, A. I.: Arrested Development due to Disease of pituitary Gland. Proc. roy. Soc. Med. **23**, 1574 (1930).
COLLIP, I. B.: (1) Diabetogenic, Thyrotropic Adrenotropic and Parathyreotropic Factors of the Pituitary. J. amer. med. Assoc. **1935**, 1916.
— (2) Review of the early Scientific Aspects of Pituitary Hormons and the Significant Facts in regard to their Influence on Bone Crowth. Radiology **26**, 680 (1936).
CORYN, G.: Introduction à l'étude des affections endocriennes du squelette. Presse méd. **1937 I**, 611.
CURSCHMANN, H.: (1) Endokrine Krankheiten, 2. Aufl. in Med. Praxis, Bd. I. Dresden-Leipzig 1936.
— (2) Über sklerodermische Dystrophie. Med. Welt **1937 II**, 925.
CURTIN, V. T. and H. F. KOTZEN: Progeria. Amer. J. Dis. Childr. **38**, 993 (1929).
CUSHING: Zit. nach ROWE.
CZYKLARZ, E.: Bemerkungen zur Lehre vom Riesen- und Zwergwuchs. Med. Klin. **1928 I**, 1090.
DEHN, O. v.: Zur Kasuistik des hypophysären Zwergwuchses. Fortschr. Röntgenstr. **29**, 604 (1922).
DORFF, G. B.: A Case of Pituitary Infantilism treated with Commercial anterior Pituitary Preparations. Endocrinology **19**, 209 (1935).
DORNER: Doppelseitige PERTHESsche Erkrankung bei Hypophysenzwerg (Demonstr.). Münch. med. Wschr. **1921 I**, 287.

DUNLAP, I. E.: Preadolescent Dyspituitarism of Lorain Type. Amer. J. Dis. Childr. 47, 578 (1934).
DUNN: Zit. nach HARROWER.
DZIERŻYŃSKI, W.: Zit. nach E. STETTNER: Wachstum und Wachstumstörungen. Mschr. Kinderheilk. 80, 395 (1939).
EHRMANN, S. u. ST. R. BRÜNAUER: Die Sklerodermie. JADASSOHNs Handbuch der Haut- und Geschlechtskrankheiten, Bd. VIII, 2, S. 785. Berlin 1931.
ENGELBACH, W.: (1) Endocrinologic Interpretation of normal Weight, Height and Proportion. Endokrinol. 5, 28 (1929).
— (2) The Growth Hormone. Endocrinology 16, 1 (1932).
— R. L. SCHAEFER u. Mitarb.: (3) Endocrine Growth Deficiences: Diagnosis and Treatment. Endocrinology 17, 250 (1933).
— (4) Endocrin Dwarfism. Endocrinology 18, 387 (1934); J. amer. med. Assoc. 103, 464 (1934).
ERDÉLYI, J.: (1) Die Röntgendiagnostik der Hypophysengeschwülste. Fortschr. Röntgenstr. 51, 125 (1935).
— u. A. SCHOLZ: (2) Morphologie und Diagnostik der kleinen Türkensättel. Klin. Wschr. 1928 II, 1857.
ERDHEIM, J.: (1) Nanosomia pituitaria. Beitr. path. Anat. 62, 302 (1916).
— (2) Pathologie der Hypophysengeschwülste. Erg. Path. 21 II, 482 (1926).
— (3) Die pathologisch-anatomische Grundlage der hypophysären Skeletveränderungen. Fortschr. Röntgenstr. 52, 234 (1935).
ERHARDT, K. u. CH. KITTEL: Zur Behandlung hypophysärer Störungen durch Hypophysenimplantation. Z. klin. Med. 132, 267 (1937).
EVANS, H. M.: Growth and Gonad-Stimulating Hormons of the anterior Hypophysis. Univ. California Press. 1933.
FALTA, W.: (1) Erkrankungen der Blutdrüsen. Berlin 1913.
— u. F. HÖGLER: (2) Über das Hypophysenvorderlappenhormon. Verh. 49. Kongr. inn. Med. 1930, 64.
FARBEROW: Röntgendiagnostik der Tumoren der Gegend der Sella turcica. Fortschr. Röntgenstr. 50, 445 (1934).
FINKELSTEIN: Zit. nach STRUNZ.
FRANCK, S.: Studies on the Thyroid Gland VII. Histophysiology and Endocrin Interrelationship of the anterior pituitary. Acta path. scand. (Københ.) 14, 339 (1937).
FRANGENHEIM, P.: Die Krankheiten des Knochensystems im Kindesalter. Neue Deutsche Chirurgie, Bd. 10. Stuttgart 1913.
FRIEDGOOD, H. B. and R. MCLEAN: The effect of an anterior Hypophyseal Extract upon the Serum Calcium and Phosphorus. Amer. J. Physiol. 118, 588 (1937).
FUTCHER, P. H., GIANTS and DWARFS: A Study of the anterior Lob of the Hypophysis. Harvard Univ. Press Cambridge Massachusetts 1933.
GANTERBERG, R. u. H. ROSEGGER: Bemerkenswerte Befunde bei Sklerodermie. Med. Welt 1937 I, 597.
GARDINER-HILL, H. and I. F. SMITH: (1) The Effects of Feeding anterior Lob pituitary Extract to Children. Lancet 221, 219 (1926).
— — (2) Abnormalities of Growth and Development. The Clinical and Pathological Aspects. Brit. med. J. 1937 I, 1241, 1302.
GEESINK, A. u. S. KOSTER: Experimenteller Beitrag der Hypophysenfunktion. Endokrinol. 3, 449 (1929).
GERSTEL, G.: Über die infantile Form der Marmorknochenkrankheit auf Grund vollständiger Untersuchung des Knochengerüstes. Frankf. Z. Path. 51, 23 (1937).
GLANZMANN, E.: Habitus und innere Sekretion bei Kleinkindern. Ein Beitrag zur Hypophysenpathologie im frühen Kindesalter. Jb. Kinderheilk. 110, 253 (1925).
GOEBEL, F.: „Hypophysäre Kachexie" bei einem Kleinkind ohne Zwergwuchs bei intakter Hypophyse. Z. Kinderheilk. 53, 575 (1932).
GÖRING, M. H.: Organtherapie bei hypophysären Störungen. Z. Neur. 99, 503 (1925).
GOLDBERG, M. M.: Treatment of Pituitary Infantilism with Antuitrin. Endocrinology 18, 233 (1934).
GOLDZIEHER, S.: V. Annual Meeting of the American Academy of Pediatrics. J. of Pediatr. 1936 I, 390.

GORDON, M. B.: Endocrine Obesity. J. of Pediatr. 10, 204 (1937).
GRASHEY, R.: Typische Röntgenbilder vom normalen Menschen. LEHMANNs medizinische Atlanten, Bd. 5. München 1921.
GRONSFELD, W.: Dystrophia adiposo-genitalis mit allgemeiner Osteoporose. Z. orthop. Chir. 52, 102 (1930).
GÜNTHER, H.: Der Turmschädel als Konstitutionsanomalie und als klinisches Symptom. Erg. inn. Med. 40, 40 (1931).
HAAS, L.: (1) Erfahrungen auf dem Gebiet der radiologischen Selladiagnostik. Fortschr, Röntgenstr. 33, 419, 469 (1925).
— (2) Röntgenologie der Sella turcica. Fortschr. Röntgenstr. 50, 465 (1934).
HABERLER, G. u. W. WINKLER: Allgemeine Kalkstoffwechselstörungen unter dem Bilde lokalisierter Knochenatrophie durch Parathyreoideazufuhr geheilt. Z. orthop. Chir. 63, 185 (1935).
HALLÉ, J. et ODINET: Agénésie pilaire et malformations. Rapport possible avec la Progeria. Bull. Soc. Pédiatr. Paris 30, 327 (1932).
HANHART, E.: Über die Bedeutung der Erforschung von Inzuchtgebieten an Hand von Ergebnissen bei Sippen mit hereditärer Ataxie, heredodegenerativem Zwergwuchs und sporadischer Taubheit. Schweiz. med. Wschr. 1924 II, 1143.
HANSEMANN, D. v.: Echte Nanosomie mit Demonstration eines Falles. Berl. klin. Wschr. 1902, 1209.
HARBITZ, F.: Tumours arising from the Hypophyseal Duct, and other Neoplasms related thereto. Acta path. scand. (Københ.) 12, 38 (1935).
HARNAPP, G. O.: Zum Bilde der Marmorknochenkrankheit, die familiäre, gutartige Form der diffusen Osteosklerose. Mschr. Kinderheilk. 69, 1 (1937).
HARROWER, H. R.: Endocrinology in Pediatrics. HARROWER's Monographs on the Internal Secretions, Dezember 1921.
HARTOCH, W.: Die Merkmale der sogenannten Dystrophia adiposo-genitalis, eine Kritik des endokrinologischen Schrifttums. Virchows Arch. 270, 561 (1928).
HATZKY, K. u. K. MÜLLER: Über lokalisierte herdförmige Knochenatrophie bei hypophysär-ovariellen Störungen. Fortschr. Röntgenstr. 49, 117 (1934).
HECKER, A. O. and V. C. WARREN: Girdle Type Adiposity among Mentally deficient Males. Amer. J. Dis. Childr. 54, 1257 (1937).
HEIMANN-HATRY, W.: Zur Ätiologie der Sklerodermie. Med. Klin. 1925 II, 1082.
HELLER, I.: Die Krankheiten der Nägel. JADASSOHNs Handbuch der Haut- und Geschlechtskrankheiten, Bd. XIII/2, S. 296. 1927.
HERTZ, S. and A. KRANES: Parathyreotropic Action of the anterior Pituitary; Histologic Evidence in the Rabbit. Endocrinology 17, 350 (1934).
HERZFELD, E.: Der Einfluß von Hypophysenpräparaten und verschiedenen Eiweißkörpern auf die spezifisch-dynamische Eiweißwirkung. Dtsch. med. Wschr. 1930 II, 1558.
HOFF, F.: Klinische und experimentelle Beiträge zur Frage des Kalkhaushaltes. Verh. dtsch. Ges. inn. Med. 46, 441 (1934).
HOFFMANN, FR. u. K. J. ANSELMINO: Über die Wirkung von Hypophysenvorderlappenextrakten auf den Blutkalkspiegel. Klin. Wschr. 1934 I, 44.
HOSKINS, R. G.: Hormone im Leben des Körpers (Übersetzung von DRIGALSKI). Leipzig 1934.
JACOBSEN, A. H. and A. I. CRAMER: Clinical Results of anterior Pituitary Therapy in Children. J. amer. med. Assoc. 109, 101 (1937).
JAFFÉ, K.: Zwei Fälle von Sklero-Poikilodermie. Arch. f. Dermat. 159, 257 (1930).
JAGIĊ, N. v. u. K. FELLINGER: Die endokrinen Erkrankungen. Berlin-Wien 1938.
JORES, A.: Einige prinzipielle Bemerkungen über die Hypophysenhormonforschung. Klin. Wschr. 1934 II, 1269.
KALK, H.: Beziehungen zwischen Hypophysenvorderlappen und Nebennierenrinde. Dtsch. med. Wschr. 1934 I, 893.
KANNO: Zit. nach EHRMANN.
KASABACH, H. H. and A. B. GUTMANN: Osteoporosis circumscripta of the SKULL and PAGET's disease. Zit. Kongreßbzbl. inn. Med. 93, 368 (1938).
KATZENSTEIN: Zwergwuchs als Folge angeborener Syphilis des Hirnanhangs. Virchows Arch. 289, 222 (1933).

Kemp, T.: (1) Die Wirkung des Wachstumshormons der Hypophyse auf den erblichen Zwergwuchs der Maus. Klin. Wschr. **1934 II**, 1854.
— u. L. Marx: (2) Beeinflussung von erblichem hypophysärem Zwergwuchs bei Mäusen durch verschiedene Hypophysenauszüge und durch Thyroxin. Acta path. scand. (København.) **13**, 512 (1936); **14**, 197 (1937).
— u. H. Okkels: (3) Lehrbuch der Endokrinologie. Leipzig 1936.
Kestner, O.: Finger bei hypophysärer Hypofunktion. Klin. Wschr. **1924 I**, 1149.
Kindler, K. F.: Die Wirkung von Hypophysenvorderlappenpräparaten auf das Wachstum. Diss. Göttingen 1932.
Koch, W.: Zur Frage der hypophysären Nanosomie. Verh. dtsch. path. Ges. **21**, 274 (1926).
Kohl, A.: Nanosomia pituitaria mit besonderen Merkmalen. Diss. Göttingen 1936.
Koster, S.: (1) Etudes experimentales de la fonction de l'hypophyse chez le chien. Arch. néerl. Physiol. **13**, 601 (1928).
— u. A. Geesink: (2) Experimentelle Untersuchung der Hypophysenfunktion beim Hunde. Pflügers Arch. **222**, 293 (1929).
Kovacs, A.: Untersuchungen über die Sellagröße nach Haas bei Kindern und bei Erwachsenen. Fortschr. Röntgenstr. **50**, 469 (1934).
Kraus, E. I.: (1) Zur Kenntnis der Nanosomie. Beitr. path. Anat. **65**, 535 (1919).
— (2) Die Hypophyse. Henke-Lubarsch' Handbuch der speziellen pathologischen Anatomie und Histologie, Bd. VIII. 1926.
— (3) Zur Frage der Funktion endokriner Organe in der Fetalzeit. Endokrinol. **5**, 133 (1929).
— (4) Die morphologischen Veränderungen der menschlichen Hypophyse. Virchows Arch. **286**, 656 (1932).
— (5) Chronischer Hirndruck, Hypophyse und Nebennierenrinde. Frankf. Z. Path. **52**, 255 (1938).
Kwint, L. A.: Über dysglandulären Zwergwuchs. Z. Kinderheilk. **39**, 575 (1925).
Kylin, E.: Neue klinische Erfahrungen mit Hypophysentransplantation. Med. Klin. **1937 II**, 1497.
Lange, C. de: Nanosomia vera. Jb. Kinderheilk. **89**, 264 (1919).
Lauterburg, W.: Über 2 Fälle von familiärer generalisierter Osteosklerose. Dtsch. Z. Chir. **230**, 308 (1931).
Lebon, I. u. Mitarb.: Un cas de sclérodermie avec gros troubles de l'ossification. Rôle des parathyreoides. Ref. Kongreßzbl. inn. Med. **93**, 175 (1938).
Lenart, G. u. E. Lederer: (1) Die Parathormoneosinophilie. Arch. Kinderheilk. **93**, 55 (1931); **92**, 161 (1931).
— (2) Die Thymusfunktion. Erg. inn. Med. **50**, 1 (1936).
Lepec, H. G.: Progéria ou nanisme sénile. Thèse de Paris **1928**.
Lereboullet, P.: (1) Les dystrophies hypophysaires en clinique infantile. Arch. Méd. Enf. **26**, 129, 223 (1923).
— (2) Rôle du thymus dans la croissance et l'évolution génitale. Brux. méd. **16**, 186 (1935).
Léri, A.: Le nanisme hypophysaire (nanisme pur sans infantilisme). Presse méd. **30**, 774 (1922).
Lesné, E. u. Mitarb.: Infantilisme hypophysaire. Bull. Soc. Pédiatr. Paris **28**, 594 (1930).
Lichtwitz, L.: Hypophysäre Symptome und Hypophysenkrankheiten. Verh. dtsch. Ges. inn. Med. **39**, 35 (1930).
Lisser, H.: The Uniglandular Origin of Pluriglandular Syndromes. Endokrinol. **5**, 138 (1929).
Löw-Beer, A.: (1) Zur Beurteilung der Größen- und Formvarianten des Türkensattels im Röntgenbild. Endokrinol. **5**, 170 (1929).
— (2) Über die im Röntgenbilde sichtbaren Tumoren der Sellagegend. Endokrinol. **9**, 262 (1931).
Logan u. Kronfeld: Zit. B. Orban: Ernährung und Zähne. Wien. klin. Wschr. **1936 I**, 992.
Lucke, H.: (1) Hypophysäre Magersucht und Insulin. Klin. Wschr. **1932 II**, 1988.
— (2) Hypophysenvorderlappen und Kohlehydratstoffwechsel. Erg. inn. Med. **46**, 94 (1934).
— (3) Nebennieren und Wachstum. Verh. dtsch. Ges. inn. Med. **46**, 341 (1934).
— (4) Der Nebennierenzwergwuchs. Arch. f. exper. Path. **187**, 409 (1937).
— (5) Der Einfluß von Nebennierenrindenextrakt mit Vitamin C auf interrenale Wachstumsstörungen. Arch. f. exper. Path. **187**, 416 (1937).

LUCKE, H.: (6) Hypophysärer Zwergwuchs. Ein Beitrag zur Organtherapie hypophysärer Wachstumsstörungen. Z. Konstit.lehre 14, 430 (1929).
— u. R. HÜCKEL: (7) Experimentelle Untersuchungen zur Frage der Wachstumswirkung von Hypophysenvorderlappenextrakten. Arch. f. exper. Path. 169, 290 (1933).
— u. KINDLER (8): Die Wirkung von Hypophysenvorderlappenpräparaten auf das Wachstum. Z. exper. Med. 86, 130 (1933).
LUGER, A.: Zur Kenntnis der im Röntgenbild sichtbaren Hirntumoren mit besonderer Berücksichtigung der Hypophysengangsgeschwülste. Fortschr. Röntgenstr. 21, 605 (1914).
MAAS, O.: (1) Beitrag zur Kenntnis des Zwergwuchses. Z. Neur. 95, 784 (1925).
— (2) Abhängigkeit der Wachstumsstörungen und Knochenerkrankungen von Störungen der inneren Sekretion. Abh. Verdgskrkh. 9, H. 7 (1926).
— (3) Zwergwuchs, im besonderen über hypophysäre und chondrodystrophische Zwerge. Med. Welt 1927 II, 1467.
MANDLE, A. u. F. WINDHOLZ: Klinische, röntgenologische und antropometrische Studie über einen Fall von Riesenwuchs nach Wachstumshemmung. Z. Neur. 137, 649 (1931)
MAU, C.: Zwei bemerkenswerte Fälle von Zwergwuchs. (Lues congenita der Hypophyse, erworbene Athyreose.) Dtsch. med. Wschr. 1923 I, 750.
MEGGENDORF, F.: Über Vortäuschung verschiedener Nervenkrankheiten durch Hypophysentumoren. Dtsch. Z. Nervenheilk. 55, 1 (1916).
MEIROWSKY: Sklerodermie in Abhängigkeit vom Zwergwuchs. Zbl. Hautkrkh. 11, 395 (1924).
MEYER-BORSTEL, H.: Die circumscripte Osteoporose des Schädels als Frühsymptom der PAGETschen Knochenerkrankung. Fortschr. Röntgenstr. 42, 589 (1930).
MOOSER, H.: Ein Fall von endogener Fettsucht mit hochgradiger Osteoporose. Virchows Arch. 229, 247 (1921).
MUCHA, V.: Die RAYNAUDsche Krankheit. JADASSOHNs Handbuch der Haut- und Geschlechtskrankheiten, Bd. VI/2, S. 273. 1928.
MÜLLER, W.: Biologie der Gelenke. Leipzig 1929.
NASSO, I.: Contribute clinico allo studio della progeria. Pediatria 33, 1213 (1925).
NEUMANN, H. O. u. F. PÉTER: Die Hormonausscheidungen im Kindesalter. Z. Kinderheilk. 52, 24 (1931).
NEURATH, R.: Wachstumsstörungen des Reifealters. Wien. klin. Wschr. 1933 I, 147.
NOBÉCOURT, P.: Les insuffisances de croissance staturale. Schweiz. med. Wschr. 1935 I, 917.
NOBEL, E., W. KORNFELD u. Mitarb.: Innere Sekretion und Konstitution im Kindesalter. Wien 1937.
NONNE, M.: Zit. nach MEGGENDORF.
OASTLER, E.: The pituitary: its Relation to the endocrine System. Glasgow med. J. 127, 253 (1937).
OCHS, A.: Ärztl. Z. 10, 738 (1928). Ref. Endokrinol. 3, 220 (1929).
PAAL, H. u. P. SCHOLZ: Über familiären Zwergwuchs. Dtsch. Arch. klin. Med. 176, 281 (1934).
PALTAUF, A.: Über den Zwergwuchs in gerichtlicher und anatomischer Beziehung. Wien 1891.
PARHON, C. J. u. Mitarb.: (1) Microcéphalie familiale, Acromicrie et syndrome adipeuxgénital. Rev. franç. Endocrin. 7, 307 (1929).
— (2) Nanisme et Acromicrie hypophysaire. Arch. internat. Neur. 3, 41 (1930).
PERITZ, G.: Der Infantilismus. Spezielle Pathologie und Therapie innerer Krankheiten, Bd. I, S. 681. 1919.
PFAUNDLER, V.: Zit. nach ROSENSTERN (2).
POMMER, G.: Über Osteoporose, ihren Ursprung und ihre differentialdiagnostische Bedeutung. Arch. klin. Chir. 136, 1 (1925).
POPOFF, H.: Zur Kasuistik des hypophysären Infantilismus. Endokrinol. 9, 195 (1931).
PRIESEL, A.: (1) Ein Beitrag zur Kenntnis des hypophysären Zwergwuchses. Beitr. path. Anat. 67, 220 (1920).
— (2) Pathologie des Zwerg- und Riesenwuchses. Wien. med. Wschr. 1930 I, 589.
— (3) Hypophysärer Zwergwuchs, von HANS CHIARI beobachtet. Wien. med. Wschr. 1934 I, 404.

PUTNAM, T. I.: Neue Fortschritte in der Physiologie der Hypophyse mit Beziehung zu ihren Erkrankungen. Klin. Wschr. **1932 I**, 969.
RAAB, W.: (1) Das Hypophysen-Zwischenhirnsystem und seine Störungen. Erg. inn. Med. **51**, 125 (1930).
— (2) Innersekretorische Störungen und Organotherapie. Bücher der Ärztlichen Praxis, Bd. 36. Wien-Berlin 1932.
— (3) Klinik der Hypophysenerkrankungen. Wien. klin. Wschr. **1937 I**, 537.
RAND, C. W.: A Case of supposed Progeria (Premature Senility) in a Girl of eight Years. Boston med. J. **171**, 107 (1914).
REICH, A.: Innersekretorische Störungen im Kindesalter und die Untersuchung auf Abwehrfermente mittels der Interferometrischen Methode nach P. HIRSCH. Mschr. Kinderheilk. **62**, 47 (1934).
REILLY, W. A.: Some Endocrine Observations on advanced Ossification in Children. Endocrinology **18**, 117 (1934).
RIDDLE: Zit. nach GOLDZIEHER.
ROBINSON, M. H. B. and I. H. THOMPSEN: An anti-growth Principle derived from the Parathyroid Gland. J. of Physiol. **76**, 303 (1932).
ROCH, M.: Un cas d'acromicrie avec anomalie de la selle turcique. Rev. méd. Suisse rom. **50**, 156 (1930).
ROCHLIN, D. G. u. S. G. SIMONSON: Über den Klein- und Zwergwuchs. Fortschr. Röntgenstr. **37**, 467 (1928).
RÖSSLE, R.: (1) Wachstum und Altern. Erg. Path. **18**, 701 (1917); **20**, 369 (1923).
— (2) Wachstumspathologie im Kindesalter. Mschr. Kinderheilk. **24**, 641 (1923).
— (3) Die Pathologie des Körperwachstums. Jkurse ärztl. Fortbildg **14**, 15 (1923).
— u. ROULET: (4) Maß und Zahl in der Pathologie und Klinik, Bd. V. 1932.
ROSENSTERN, I.: (1) Über einen Fall von Akromikrie im Kindesalter. Endokrinol. **2**, 269 (1928).
— (2) Über die körperliche Entwicklung in der Pubertät. Erg. inn. Med. **41**, 789 (1931).
— (3) Über temporäre Disharmonien der körperlichen Entwicklung im Kindesalter. Kinderärztl. Prax. **4**, 18 (1933).
— (4) Über „temporären Zwergwuchs". Z. Kinderheilk. **34**, 310 (1923).
— (5) Über abnorm kleine Kinder. Mschr. Kinderheilk. **24**, 685 (1923).
ROUSSY, G. u. Mitarb.: Un cas de nanisme hypophysaire (tumeur de la poche de RATHKE) amélioré par la radiothérapie. Revue neur. **37**, 253 (1930).
ROWE, A. W.: Endocrine Associations. Endocrinology **17**, 485 (1933).
RUCHENSTEINER: Die normale Entwicklung des Knochensystems im Röntgenbild. Radiol. Praktika **15** (1931).
RUTISHAUSER, E.: Osteoporotische Fettsucht (Pituitary Basophilism). Dtsch. Arch. klin. Med. **175**, 640 (1933).
SARTORIUS, W.: Über die Möglichkeit einer objektiven Größenbestimmung der Sella turcica im Kindesalter. Mschr. Kinderheilk. **45**, 259 (1929).
SAUPE, E. u. G. KOLLMANN: Die Erkrankung der Knochen und Gelenke. Handbuch der Röntgendiagnostik und Therapie, S. 471. Berlin 1928.
SCHACHTER, M.-Nancy: Etude sur l'acromicrie familiale. Rev. franç. Endocrin. **15**, 208 (1937).
SCHÄFER, H.: Beitrag zur Lehre von der Entzündung spezifischer und unspezifischer Natur in der Hypophyse. Diss. Jena 1919.
SCHÄFER, W.: Über die Wirkung des Hypophysenvorderlappens auf Wachstum und Fettansatz. Arch. f. exper. Path. **160**, 628 (1931).
SCHAEFER, R. L.: Endocrine Dwarfism. Endocrinology **20**, 64 (1936).
SCHIFF, E.: Progérie, Nanisme type sénile. Schweiz. med. Wschr. **1934 I**, 213.
SCHILLING, V.: Striae distensae als hypophysäres Symptom. Med. Welt **1936 I**, 219.
SCHINZ, H. R. u. W. BAENSCH: Lehrbuch der Röntgendiagnostik. Leipzig 1932.
SCHLEISSNER, F.: Graphische Darstellung endogener Wachstumsstörungen im Somatogramm. Arch. Kinderheilk. **25**, 269 (1932).
SCHLESINGER, E.: Das Wachstum des Kindes. Erg. inn. Med. **28**, 456 (1925).
SCHLESINGER, H.: Die syphilitischen Erkrankungen der innersekrtorischen Drüsen. JADASSONS Handbuch der Haut- und Geschlechtskrankheiten, Bd. XVI/2, S. 384. 1931.

SCHMIDT, M. B.: Atrophie und Hypertrophie des Knochens einschließlich der Osteosklerose. HENKE-LUBARSCH' Handbuch der speziellen pathologischen Anatomie und Histologie, Bd. IX/3. 1937.
— Zit. nach ZWERG.
SCHMIDT, R.: Die mesencephal-hypophysär bedingte Symptomatologie. Klin. Wschr. **1932 II**, 1864.
SCHOUR, I. and H. B. VAN DYKE: Effect of Replacement Therapy on Eruption of the Incisor of the Hypophysectomised Rat. Proc. Soc. exper. Biol. a. Med. **29**, 378 (1932); Amer. J. Anat. **50**, 397 (1932).
SCHÜLLER, A.: (1) Über circumscripte Osteoporose des Schädels. Med. Klin. **1929 I**, 631.
— (2) Röntgenologie und Hypophyse. Wien. klin. Wschr. **1936 II**, 1259.
— (3) Zit. nach BAUER (2).
SCHULZE, W.: Einfluß der inkretorischen Drüsen und des Nervensystems auf Wachstum und Differenzierung. BETHEs Handbuch der normalen und pathologischen Physiologie, Bd. XVI/1, S. 697. 1930.
SCHUR, M. u. C. V. MEDWEI: Über Hypophysenvorderlappeninsuffizienz. Wien. Arch. inn. Med. **31**, 67 (1937).
SCRIVER and A. H. BRYAN: Observation upon the calcium and phosphorus metabolism in a case of acromegaly showing marked osteoporosis. J. clin. Invest. **15**, 212 (1935).
SEITZ, L.: Allgemeines Körperwachstum und geschlechtsspezifisches Wachstum. Med. Welt **1936 II**, 1645.
SELLEI, I.: (1) Die Akrosklerosis (Sklerodaktylie) und deren Symptomenkomplex nebst neueren Untersuchungen bei Sklerodermie. Arch. f. Dermat. **163**, 343 (1931).
— (2) Zur Akrosklerose. Wien. klin. Wschr. **1933 II**, 1359.
SELYE, H.: (1) On the Stimulation of new Bone-Formation with Parathyroid-Extract and irradiated Ergosterol. Endocrinology **16**, 547 (1932).
— (2) Die Sklerodermie und ihre Entstehungsweise. Virchows Arch. **91**, 286 (1932).
SEXTON, D. L.: Treatment of Sexual Underdevelopment in the Human Male with the anterior Pituitary-like Hormone of Urine of Pregnancy. Endocrinology **18**, 47 (1934).
SHELLING, D. H.: The Parathyreoids in Health and Disease. London 1935.
SHELTON, E. K. (1), L. A. CAVANAUGH and H. M. EVANS: Hypophyseal Infantilism. Amer. J. Dis. Childr. **52**, 100 (1936).
— (2) Pituitary Growth Factor, some clinical Observations. California and Med. **45**, 20 (1936).
SIMMONDS, M.: Zwergwuchs bei Atrophie des Hypophysenvorderlappens. Dtsch. med. Wschr. **1919 I**, 487.
SIMON, W. V.: PALTAUFscher Zwergwuchs bei verkalktem Hypophysengangstumor. Z. Krebsforsch. **35**, 372 (1932).
SPALTEHOLZ, W.: Handatlas der Anatomie des Menschen. Leipzig 1918.
SPIZLMAN, P.-Neuding: Nanisme hypophysaire d'origine hérédosyphilitique. Revue neur. **37**, 805 (1930).
STERN, A. and D. P. LIEBERMANN: A Case of supposed Progeria in a Girl aged 17 Months. Arch. of Pediatr. **54**, 169 (1937).
STERNBERG, C.: (1) Über echten Zwergwuchs. Beitr. path. Anat. **67**, 275 (1920).
— (2) Über den infantilistischen (hypoplastischen) Zwergwuchs. Endokrinol. **5**, 315 (1929).
STETTNER, E.: (1) Über Wachstumsstörungen. Z. ärztl. Fortbildg **22**, 641, 677 (1925).
— (2) Ossifikationsstudien am Handskelet. III. Die physiologische Osteoporose. IV. Pathologische Osteoporoseformen. Jb. Kinderheilk. **52**, 1 (1932).
STODTMEISTER, R.: Hypophyse und Blutbildung. Dtsch. med. Wschr. **1936 II**, 2010.
STRAUB, H.: Zbl. inn. Med. **1925** [s. LUCKE (6)].
STRÜMPELL: Zit. nach BARSONY (1).
STRUNZ, F.: Ein Fall von Progeria beginnend mit ausgedehnter Sklerodermie. Z. Kinderheilk. **47**, 401 (1929).
SZONDI, L.: Studien zur Theorie und Klinik der endokrinen Korrelationen. Endokrinol. **9**, 321 (1931).
TALBOT, F. B.: Metabolism Study of a Case simulating premature Senility. Mschr. Kinderheilk. **25**, 643 (1923).
TEEL, H. M. and H. CUSHING: The Separate Growth promoting and gonad stimulating Hormone of the anterior Hypophysis. An historical Review. Endokrinol. **6**, 401 (1930).

THADDEA, S.: Erkrankungen der Nebennieren. Erg. inn. Med. **54**, 753 (1938).
THER, L.: Ist die Osteogenesis imperfecta ein endokrines Leiden? Virchows Arch. **295**, 57 (1935).
THOMAS, E.: Innere Sekretion in der ersten Lebenszeit. Jena 1926.
TRENDELENBURG, P.: Die Hormone, ihre Physiologie und Pharmakologie, Bd. I/II. Berlin 1929, 1934.
UMANSKY, G. I.: Akromikrie und Syphilis. Dermat. Wschr. **1931 I**, 880.
VOLLMER, H.: Hypophysärer Zwergwuchs im frühen Kindesalter. Kinderärztl. Prax. **4** 408 (1933).
WAGNER, R.: Die Speicherkrankheiten (Thesaurismosen). Erg. inn. Med. **53**, 586 (1937).
WEISS, K.: Die Osteoporosis circumscripta SCHÜLLER, eine seltene, aber typische Erscheinungsform der PAGETschen Knochenerkrankung. Fortschr. Röntgenstr. **41**, 8; **42**, 376 (1930).
WETZEL, R.: Ein Fall von Zwergwuchs. Z. Konstit.lehre **10**, 211 (1925).
WIESEL: Zit. nach NEURATH.
WIESER, W.: Zur Entwicklung der kindlichen Sella unter normalen und pathologischen Verhältnissen. Wien. klin. Wschr. **1933 II**, 1220.
WINDHOLZ, F.: Osteosclerosis fragilis generalisata (Marmorknochenkrankheit) mit periostaler Knochenneubildung. Z. Kinderheilk. **51**, 708 (1931).
WOLFF, B.: Zit. nach FRANGENHEIM.
ZEDER, E.: Über Progerie, eine seltene Form des hypophysären Zwergwuchses. Mschr. Kinderheilk. **81**, 167 (1940).
ZONDEK, H.: (1) Die Krankheiten der endokrinen Drüsen. Berlin 1926.
— (2) u. G. KOEHLER: Korrelationen der Hormonorgane untereinander. BETHES Handbuch der normalen und pathologischen Physiologie, Bd. XVI/1, S. 656. 1930.
ZWERG, H. G. u. W. LAUBMANN: Die ALBERS-SCHÖNBERGsche Krankheit. Erg. med. Strahlenforsch. **7**, 95 (1936).

I. Einleitung.

Anomalien des Wuchses, Riesen und Zwerge, die seit alters her bei allen Völkern Interesse erregen und das Sensationsbedürfnis befriedigen, bedeuten für den Forscher und Arzt, der sich mit Wachstumsfragen beschäftigt, eine Fundgrube wichtiger Anregungen und Erkenntnisse. La mythologie cède la place à la pathologie. So liegen über den hypophysären Zwergwuchs außer zahllosen kürzeren Arbeiten ausführliche sich auf Einzelfälle stützende monographische Darstellungen von PALTAUF und ERDHEIM (1) vor. Trotzdem wäre es ein Trugschluß, anzunehmen, daß diese durch das Tierexperiment in den letzten Jahrzehnten so weitgehend geklärte Form des Zwergwuchses auch in ihrem klinischen Erscheinungsbild eine erschöpfende Darstellung gefunden hätte. Vielmehr hat das Wort von RÖSSLE (1), daß die Diagnose der Wachstumsstörungen sich an den von Künstlerhand gestalteten Bildern, z. B. an der Maria Barbola von Velasquez, oft sicherer erkennen läßt als aus zahlreichen wissenschaftlich veröffentlichten Fällen sogar der Neuzeit, noch eine gewisse Gültigkeit.

Die erste genaue anatomische Untersuchung eines Hypophysenzwerges hat PALTAUF 1891 angestellt, nachdem 1871 LORRAIN ein gleiches Krankheitsbild mit Zwergwuchs und Genitalunterentwicklung eingehend beschrieben hatte.

Der PALTAUF-*Zwerg* kommt normal groß zur Welt, erst in der Kindheit hört er auf zu wachsen, Körpergröße und Körperproportionen bleiben kindlich, während die Intelligenz dem wahren Alter entspricht. Auch die trockene, welke, oft runzlige Haut verrät das höhere Alter. Die Epiphysenfugen verknöchern sehr spät, daher ist in allen Fällen, oft in späteren Jahren, noch ein langsames Weiterwachsen möglich. Fast immer ist auch die Genitalentwicklung mangelhaft und die Ausprägung der sekundären Geschlechtsmerkmale fehlt.

Die meisten ausführlichen Berichte über den hypophysären Zwergwuchs stammen von Zwergen jenseits des 3. Lebensjahrzehntes. So war die von ERDHEIM untersuchte Person 38 Jahre alt. PRIESEL sah einen 91jährigen Hypophysenzwerg usw. Aus dem Kindesalter jedoch fehlen ausführliche Beschreibungen fast ganz. Wir verfügen zwar über ein größeres Material von Querschnitten aus den verschiedenen Altersperioden, aber es mangelt gewissermaßen an einem Längsschnitt, welcher das zwergwüchsige Individuum in seiner Veränderlichkeit durch die Zeit berücksichtigt. Da aber der Einblick in die pathologischen Wachstumsvorgänge wesentlich mehr gefördert wird durch die Verfolgung der Entwicklung über längere Zeit als durch eine Momentaufnahme, soll der Darstellung des kindlichen hypophysären Zwergwuchses die Krankengeschichte eines Kindes zugrunde gelegt werden, das von uns während seines 5.—14. Lebensjahres fortlaufend beobachtet wurde. Bei diesem Kinde fanden sich neben einer Fülle von für die hypophysäre Wachstumsstörung charakteristischen Symptomen auch mehrere zum Teil noch nicht beschriebene Merkmale, die unsere Kenntnis über den pituitären Zwergwuchs erweitern könnten.

II. Krankengeschichte des Horst B., geb. am 15. 4. 1923.

Vorgeschichte. Pat. ist das erste von 3 Kindern, die Eltern sind normal groß (Vater 174 cm, Mutter 160 cm). Schwangerschaft und Geburt verliefen normal. Geburtsgewicht $5^1/_2$ Pfund. Das Kind wurde 1 Jahr gestillt, ab $^1/_2$ Jahr mit Beifütterung. Keine Zeichen von Rachitis. Die ersten Zähne bekam es mit 13 Wochen, konnte sich zeitig aufsetzen und lief schon mit $^3/_4$ Jahr, hat dann aber aus unbekannten Gründen bald wieder ausgesetzt und mit $^5/_4$ Jahren erneut laufen gelernt. Ab $^3/_4$ Jahr ist den Eltern eine anfänglich geringe, später immer deutlicher werdende Rückständigkeit der körperlichen Entwicklung aufgefallen, während sich das Kind geistig vollkommen altersgemäß verhielt. Ernsthafte Krankheiten hat der Junge als Säugling und Kleinkind nicht durchgemacht.

Befund. Bei einer Untersuchung mit $5^3/_4$ Jahren sahen wir einen normal intelligenten Jungen in gutem Ernährungs- und Kräftezustand, nur war er kleiner als ein gleichaltriges Vergleichskind. Länge 98 cm (entspricht einem Kinde von 3 Jahren 10 Monaten; Alterssollänge 108 cm). Sehr erheblich war das Längendefizit also nicht. Gewicht 15,65 kg, Längensollgewicht 16,2 kg, Alterssollgewicht 20,0 kg. Die Haut war sehr trocken, aber gut durchblutet und hatte ein normal verteiltes Unterhautfettgewebe. Das Gesicht ließ den Jungen wegen der etwas runzligen Haut älter erscheinen als er in Wirklichkeit war. Der Kopf war groß, aber nicht hydrocephal (Kopfumfang 51,5 cm; normal etwa 50 cm). Die große Fontanelle war 3 Querfinger, die kleine Fontanelle 1 Querfinger weit offen. Sämtliche Schädelnähte klafften. Es bestand ein deutlicher Exophthalmus, sonst aber war ophthalmoskopisch weder am Augenhintergrund, noch im Gesichtsfeld, an der Augenbeweglichkeit usw. irgendein krankhafter Befund zu erheben. Die Schilddrüse war nicht palpabel. Der kurze Thorax war seitlich eingezogen, das kurze Sternum sprang stark nach vorn vor; Brustumfang 55 cm. Die neurologische Untersuchung ergab nichts Pathologisches, das Genitale zeigte normale Verhältnisse. Der rechte Radius war als Folge einer früher erlittenen Fraktur leicht verkrümmt; Crura vara.

Die *Röntgenuntersuchung* der Extremitäten ergab eine gewisse, aber nicht sehr hochgradige *Porosierung* der Knochen, die im Verlauf der nächsten Jahre einer zunehmenden *Osteosklerose* Platz machte. Röntgenaufnahme des Schädels: Weit offene Nähte und Fontanellen, sehr dünne Schädelknochen mit fast völligem Fehlen der Spongiosa; Osteoporose der Scheitelbeine, die auffällig kontrastiert mit der anfangs normalen, während der Zeit der weiteren Beobachtung aber zunehmenden Verkalkung der Schädelbasis. Destruktion der Sella turcica.

Über die weitere körperliche Entwicklung des Kindes geben die Tabelle 1 und die Abb. 7 (s. S. 304) Aufschluß.

Ohne wesentliche Wachstumsschübe oder Stillstände verläuft die Wachstumskurve wie bei einem normal sich entwickelnden Menschen. Sie setzt nur tiefer an und verläuft

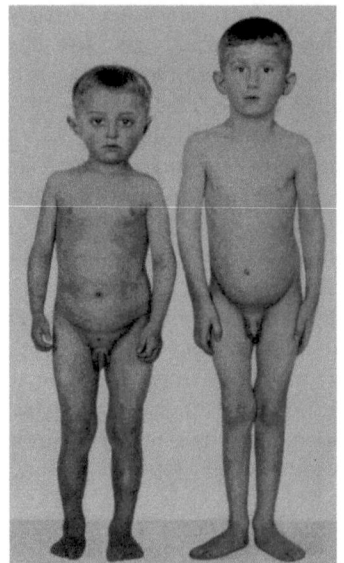

Abb. 1. 6 Jahre.

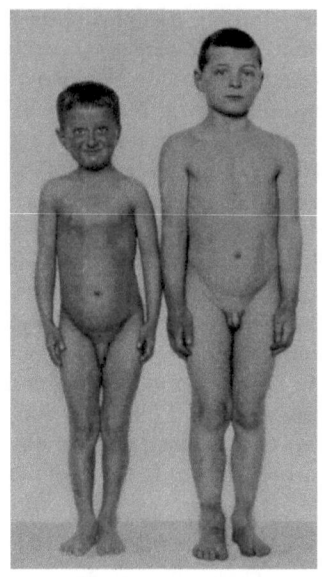

Abb. 2. 8 Jahre, 11 Monate.

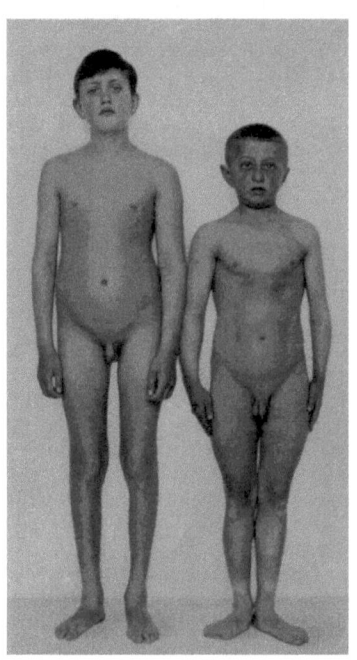

Abb. 3. 10 Jahre, 9 Monate.

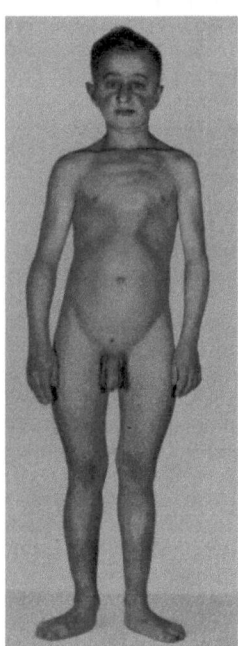

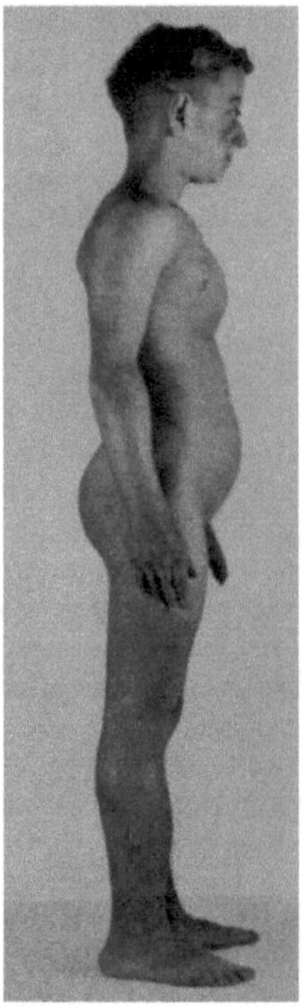

Abb. 4 und 5. 14 Jahre, 8 Monate.

Abb. 1—5. Körperliche Entwicklung des Kindes H. B.

etwas flacher, so daß die Rückständigkeit in der Körperlänge mit den Jahren zunimmt; $14^{1}/_{2}$ jährig ist er, 1,38 m groß, etwa 3 Jahre im Wachstum zurück.

Besser als eine Beschreibung zeigen die Abbildungen, in welcher Weise sich das Kind entwickelt. Immer ist der Junge körperlich kräftig, geistig rege; nur die Rückständigkeit

Tabelle 1.

Zeit der Untersuchung	Alter	Länge	Längenalter	Alters-sollänge	Gewicht	Längen-sollgewicht	Alters-sollgewicht
Jan. 1929	5 J. 9 Mon.	98	3 J. 10 Mon.	108	15,65	16,2	20,0
April 1929	6 ,, 0 ,,	100	3 ,, 10 ,,	109	15,5	16,8	20,5
Aug. 1929	6 ,, 4 ,,	100	4 ,, 7 ,,	111			21,4
Nov. 1929	6 ,, 7 ,,	103	4 ,, 10 ,,	113	16,4	17,7	22,2
Juli 1930	7 ,, 3 ,,	105	5 ,, 2 ,,	116,5			
Febr. 1931	7 ,, 10 ,,	110	6 ,, 2 ,,	119			
Okt. 1931	8 ,, 6 ,,	111,5	6 ,, 5 ,,	122,5			
März 1932	8 ,, 11 ,,	114	6 ,, 10 ,,	124	21,0	22,6	27,0
Febr. 1934	10 ,, 10 ,,	119	7 ,, 10 ,,	134			
Dez. 1937	14 ,, 8 ,,	138	11 ,, 7 ,,	155			

im Längenwachstum wird deutlicher. Stets findet sich ein starkes Überwiegen der Oberlänge, wie es für das Kleinkindesalter charakteristisch ist; die kindliche *Proportionierung* wird aber auch in den späteren Jahren beibehalten. Das *Gesicht* jedoch hat etwas Greisenhaftes an sich; die stark überalterten Gesichtszüge sind auf allen im Laufe der Jahre angefertigten Portraits erhalten und lassen das Kind älter erscheinen als den Jahren entspricht (Abb. 1—5). Eine im Alter von 7 Jahren durchgeführte Kur mit Praephyson erzielte nur einen Anfangserfolg, die weitere Längenzunahme aber erfolgte sehr langsam. Mit $7^3/_4$ Jahren brechen bei dem Kinde die ersten bleibenden Zähne durch und $14^3/_4$jährig sind noch 2 Milchzähne erhalten.

Schon seit früher Kindheit fanden wir die Hände auffällig klein, wesentliche Veränderungen am Handskelet (Auffaserung der Knochen mit umschriebenen Aufhellungsbezirken an den Spitzen) zeigen sich ungefähr ab 9. Lebensjahr. Diese regressiven Knochenprozesse führen zu einer Verkürzung der Endphalangen *(Akromikrie)*. Die Weichteile beteiligen sich nicht in gleichem Maße an dem Rückbildungsvorgang, so daß z. B. am Daumen der Nagel um das Endglied herumwächst.

Im Gegensatz zu den kurzen Händen und Füßen sind Arme und Beine normal lang. Der Knochen ist nur ungewöhnlich brüchig und zeigt im Röntgenbild, nachdem in den ersten Jahren eine mäßig starke Osteoporose zu erkennen war, eine zunehmende Sklerosierung, so daß an den langen Röhrenknochen jetzt röntgenologisch nur noch geringe Reste der Knochenstruktur zu sehen sind.

Im Alter von 9 Jahren finden wir, ohne daß subjektive Beschwerden geklagt wurden, eine *Osteochondropathia coxae*, die ohne eine Behandlung in wenigen Jahren ausheilt. Der Kalk- und Phosphatgehalt des Blutes ist normal bis auf eine vorübergehende Erniedrigung des Blutkalkspiegels im Alter von 9 Jahren (6,8 mg-% Ca, 4,9 mg-% P). Zu dieser Zeit findet sich auch eine erhöhte elektrische Erregbarkeit, z. B. am 29. 3. 32

KSZ. 2,2 | ASZ. 2,2
KÖZ. 6,0 | AÖZ. 4,0 mA.

Nennenswerte Unregelmäßigkeiten der Blutzuckerregulation werden nicht beobachtet. Untersuchungen auf das Vorliegen einer Lipoidstoffwechselstörung verlaufen ergebnislos. Im Blutbild sind bis auf eine geringe Lymphocytose keine Abweichungen vom Normalen festzustellen. Blutdruck 90/60 R.R. mit $14^1/_2$ Jahren.

Die sekundären Geschlechtsmerkmale sind mit 13 Jahren noch nicht, mit $14^3/_4$ Jahren aber deutlich ausgebildet; das Genitale ist nicht infantil, ja, es hat den Anschein, als ob es mit 14 Jahren stärker ausgeprägt ist als dieser Altersstufe sonst entspricht.

Mit $14^1/_2$ Jahren haben wir das Kind aus unserer Beobachtung entlassen; der Junge fühlt sich vollkommen kräftig, hat keinerlei subjektive Beschwerden, ist geistig nicht in geringstem Maße rückständig und will einen kaufmännischen Beruf ergreifen.

Weitere Einzelheiten des Befundes sollen im Verlauf der Abhandlung dargestellt werden.

III. Das Skeletsystem.

Anatomische Grundlagen des Paltaufschen Zwerges. Paltauf selbst hat dem Hirnanhang bei der Entstehung der nach ihm benannten Zwergwuchsform eine wesentliche Bedeutung nicht beigemessen. Die Genese des PALTAUFschen Zwergwuchses ist dann auch weiterhin umstritten geblieben. Von BREUS-KOLISKO und STOCCADA als hypothyreotisch angesehen, fanden FALTA (1) und BAUER (2) keinen Anhalt für das Vorliegen einer Erkrankung der innersekretorischen Drüsen; ERDHEIM (1) aber bewies in seinen grundlegenden Untersuchungen, daß diese Zwergwuchsform durch *Hypophysengangsgeschwülste* entstehen kann, und erbrachte damit den Beweis enger Beziehungen zwischen Körperwachstum und Hypophyse. Er bezeichnet danach den PALTAUFschen Zwergwuchs als *Nanosomia pituitaria infantilis*.

Bei den Hypophysengangsgeschwülsten handelt es sich um versprengte, blastomatös entartete Keime des Pflasterepithels, das den embryonalen Hypophysengang (Canalis craniopharyngeus) auskleidet. Diese Geschwülste treten in der Jugend auf und sind im Kindesalter gar nicht so selten. Sie wachsen langsam, verdrängend und schädigen dadurch das umliegende Gewebe, besonders die Hypophyse, deren inkretorische Leistung vermindert wird, während sie selbst keine hormonproduzierenden Zellen besitzen.

Andere Entwicklungsstörungen des Hypophysenvorderlappens (Hypoplasien, Cysten) sind demgegenüber selten. Doch können auch embolische Prozesse und Entzündungen der Hypophyse [Tuberkulose, Lues (KATZENSTEIN, SCHÄFER), Encephalitis (CLEVELAND)], sowie Dystrophien des Hirnanhanges durch hohen intrakraniellen Druck oder etwa als Folge von Deformierungen der Schädelbasis (z. B. beim Turmschädel, der nach GÜNTHER in etwa der Hälfte der Fälle mit Kleinwuchs und Genitalhypoplasie einhergeht) zu einer Atrophie der innersekretorisch tätigen Substanz führen. Auch geburtstraumatische Schädigungen sollen möglich sein (BERBERICH). Unbekannt ist es dabei, ob möglicherweise bei manchen Individuen, die an einer primären konstitutionellen Anomalie der Entwicklung und des Wachstums leiden, die Hypophyse eine besondere Erkrankungsbereitschaft aufweist, so daß die pathologischen Veränderungen an der Hypophyse erst sekundär entstehen [BAUER (2)].

Tierexperimentelle Untersuchungen. Weitere wichtige Aufschlüsse erhielt die Zwergwuchsforschung durch den Tierversuch.

Bei manchen Tieren (auch beim Hunde und bei der Ratte) läßt sich der Hypophysenvorderlappen verhältnismäßig leicht vom Mittel- und Hinterlappen abtrennen und ohne allzu große Schädigung der benachbarten Hirnpartien entfernen. Die jungen Hunde bleiben, wenn sie 6—8 Wochen alt operiert werden, im Wachstum fast vollkommen stehen und haben nach einigen Monaten nur den 3. bis 4. Teil des Körpergewichtes der Kontrolltiere. Das Skelet zeigt kindliche Proportionen, die Epiphysenfugen der Röhrenknochen schließen sich nicht, der Aufbau der Knochensubstanz aber ist normal. Die zarte Haut hat Lanugobehaarung und das Milchgebiß persistiert (ASCHNER, CUSHING).

Diese Entwicklungsstörung ist mit Sicherheit auf den Ausfall der *eosinophilen Zellen* im Hypophysenvorderlappen zurückzuführen. Bewiesen wird das durch die anatomische Untersuchung von Zwergmäusen (dem Black-silver Stamm), bei denen die gleichen Merkmale wie bei den hypophysektomierten Hunden, ohne operativen Eingriff, recessiv erblich auftreten [KEMP (2)]. Diese Tiere wachsen nicht mehr, wenn sie, etwa 5—6 g schwer, abgestillt werden und damit den protektiven Bereich des mütterlichen Hormonschutzes verlassen. Als Grund dafür findet man ein fast völliges Fehlen der eosinophilen Zellen im Hypophysenvorderlappen. Diese Zellen sind also die Stätte der Wachstumshormonproduktion, während die *basophilen Zellen*, die andere Form der chromophilen Zellen im Hypophysenvorderlappen, Beziehungen zur Keimdrüsenentwicklung haben und als die Bildungsstätte des gonadotropen Hormons angesprochen werden. Bei hypophysektomierten Tieren fehlt, wenn die Tiere so lange am Leben bleiben und in das geschlechtsreife Alter kommen, die Sexualentwicklung. Hier kommt es zum Ausfall sämtlicher Inkrete des Hypophysenvorderlappens, während bei alleinigem Fehlen der eosinophilen Zellen, wie dies bei den Zwergmäusen der

Fall ist, die Geschlechtsreife eintreten kann. Vollkommen durchsichtig sind die Verhältnisse aber nicht, denn den chromophilen Zellen wird ja auch die Produktion zahlreicher anderer Wirkstoffe zugeschrieben. Es erhebt sich die Frage, wo die vielen einzelnen Hormone, welche Beziehungen zu den anderen Drüsen mit innerer Sekretion haben (bisher sind 15 nachgewiesen), in dem kleinen Organ mit nur 3 anatomisch unterschiedlichen Zellgruppen entstehen sollen. RIDDLE z. B. bezweifelt die Existenz eines besonderen Wachstumshormons der Hypophyse. Er läßt nur 3 Hormone gelten, das thyreotrope Hormon, das Prolaktin und das Follikelreifungshormon. Andererseits lokalisiert ERDHEIM (3) die Produktion des Wachstumshormones in die von ihm beschriebenen Schwangerschaftszellen. Diese Zellen, in der Gravidität stark vermehrt und vielleicht von großer Bedeutung für das Wachsen des Embryo, sollen aber nicht von den eosinophilen Zellen abstammen. Der Gedanke gewinnt an Wahrscheinlichkeit, daß in der Hypophyse nur gewisse Grundstoffe gebildet werden, sozusagen Vorstufen der Hormone, deren Fertigstellung und Aktivierung erst in den Erfolgsorganen stattfinden (BAUER). FRANK sieht daher auch die acidophilen und basophilen Zellen nur als verschiedene Sekretions- und Funktionsstadien der gleichen, einheitlichen Vorderlappenzellen an.

Die Situation wird dadurch noch komplizierter, daß wir nicht berechtigt sind, die innersekretorischen Drüsen (Hypophyse, Keimdrüsen, Schilddrüse) einzeln als Wachstumsdrüsen anzusprechen. Vielmehr müssen wir das gesamte Inkretsystem als einen eng verketteten und äußerst verwickelt ineinandergreifenden Regulationsapparat der Entwicklung und des Wachstums ansehen, dessen einzelne Teile zu bestimmten Lebenszeiten zwar eine gewisse Vorherrschaft ausüben, ohne daß dadurch die funktionelle Harmonie wesentlich getrübt würde. Bei Erkrankungen der endokrinen Drüse bleibt daher die innersekretorische Störung nicht auf dieses eine Organ beschränkt. Intraglanduläre Korrelationen sorgen vielmehr dafür, daß die hormonale Dysfunktion kompensiert wird, eventuell aber auch nicht ausgeglichen werden kann.

Innersekretorische Korrelationen. Die Tierversuche haben uns gewiß viele neue Erkenntnisse verschafft, zu einer Aufklärung dieser bisher zum Teil nur geahnten Zusammenhänge konnten sie aber nicht führen. Die Ergebnisse der endokrinologisch forschenden Physiologen und Biochemiker lassen sich nicht ohne gewisse Korrekturen und Ergänzungen mit den klinischen Erfahrungen des ärztlichen Praktikers vereinbaren; denn der Mensch unterscheidet sich in vielem derart von den Versuchstieren, daß die Resultate der Laboratoriumsarbeit nur mit großer Zurückhaltung zur Erklärung unserer Beobachtungen am Krankenbett herangezogen werden können. Selbst die reinrassigsten Ratten zeigen ja bedeutende Individualschwankungen und reagieren nicht gleich, wieviel weniger die menschlichen Lebewesen, deren „Idiotypus" auch die innersekretorischen Drüsen dienen (v. PFAUNDLER).

Die Symptomatologie des menschlichen Hypophysenzwerges ist viel komplexer als das Bild beim hypophysektomierten Hunde. Störungen im Bereich des Hypophysenvorderlappens bewirken keine genau charakterisierten Veränderungen im Organismus; es gibt keine typisch hypophysären Zeichen, sondern zahlreiche Manifestationen des Hypophysenausfalles sind möglich. Hier sehen wir trophische Störungen in der mannigfachsten Vermischung, neurologische Schädigungen, Abweichungen des Stoffwechsels. Die FRÖHLICHsche Dystrophie, die SIMMONDssche Kachexie, Übergangsformen zu dieser, der reine Zwergwuchs und Fälle mit nur angedeuteten klinischen Symptomen, alle können die gleichen anatomischen Veränderungen im Bereich der Hypophyse haben. Als Erklärung dafür nimmt man wohl mit Recht an, daß außerhalb der Hypophyse gelegene Faktoren wesentlich den Effekt der insuffizienten Vorderlappenfunktion mitbestimmen. Diese entscheiden über die Art des sich entwickelnden Zustandes, und viele Symptome, die dem Hypophysenvorderlappen zugeschrieben werden, entstehen vielleicht erst sekundär durch Beteiligung anderer Inkretdrüsen. Hypophysäre Wachstumsstörungen z. B. werden jeweils durch cerebrale, genitale, thyreogene usw. Einwirkungen beeinflußt[1]. So ist es möglich, daß bei Patienten mit anfänglich den gleichen Erscheinungen der Entwicklungsstörung, basierend auf dem gleichen pathologischen Geschehen, die Krankheit oft in verschiedener Richtung fortschreitet. Die verschiedensten zusätzlichen, der Hypophysenschädigung aufgelagerten Faktoren spielen also bei der Ausbildung des Endresultates eine maßgebliche Rolle.

Weiterhin ist zu bedenken, daß der Ausfall der Hypophysenfunktion in der menschlichen Pathologie sich während größerer Zeiträume, oft schon in frühester Kindheit beginnend, allmählich ausbildet, vornehmlich wenn es sich um die langsam wachsenden ERDHEIMschen Tumoren handelt, die Tierversuche dagegen in einmaliger eingreifender Operation gewaltige Ausfälle und Störungen im endokrinen Gleichgewicht bewirken, noch dazu bei Individuen, die, wenn der Hypophysenvorderlappen entfernt wird, in der Entwicklung schon weit vorgeschritten sind, so daß meist nur noch die letzten Ausgestaltungsvorgänge des Körpers abwegig verlaufen.

Zeitpunkt des Einsetzens der Funktionsstörung. Die Form der Entwicklungsstörung ist also weitgehend abhängig vom *Zeitpunkt,* zu welchem die Schädigung des Wachstumsprozesses eintritt, vor oder nach Abschluß des Wachstumsalters, in den verschiedenen Stadien der Kindheit, eventuell schon intrauterin. Immer werden wir andere Symptomenbilder zu sehen bekommen, denn jede Altersperiode hat *ihren* Infantilismus (DI CASPERO). ERDHEIM (1) z. B. unterscheidet

1. die Nanosomia pituitaria infantilis, d. h. ein Stehenbleiben auf infantiler Entwicklungsstufe bei frühzeitigem Hypophysenausfall, und

2. die Nanosomia pituitaria tarda, wenn die Hypophysenschädigung sich erst später auswirkt; hierbei entsteht eine Entwicklungshemmung ohne wesentlichen Kleinwuchs.

Über die **endokrinen Störungen des Fetallebens** sind wir noch wenig unterrichtet.

Nach HALPERN, der die Zellen im Hypophysenvorderlappen während der einzelnen Schwangerschaftsmonate ausgezählt hat, bestehen deutliche Beziehungen zwischen Körperlänge bzw. Körpergewicht und der Zahl der acidophilen Zellen. WOLFF fand bei einem während der Geburt abgestorbenen, übertragenen Riesenkind Anomalien der innersekretorischen Drüsen des Feten, auch der Hypophyse, durch die er die vorzeitige Körperentwicklung in utero erklären wollte; und nach KRAUSE (zit. THOMAS) bestanden bei einem Neugeborenen mit Schilddrüsenaplasie schon intrauterin reaktive Veränderungen der

---

[1] ENGELBACH und Mitarbeiter (1) haben unter Berücksichtigung dieser innersekretorischen Korrelationen die endokrinen Wachstumsstörungen eingeteilt in

I. *Aneoplastischen Hypopituitarismus.*

1. *Hypopituithyreoidismus* (d. h. anfänglich besteht eine Hypophysen-, dann auch eine Schilddrüsenunterfunktion).

2. *Hypothyreopituitarismus* (d. h. erst im Anschluß an eine mangelhafte Schilddrüsenfunktion kommt es zu einem Hypophysenvorderlappenausfall).

II. *Neoplastischen Hypopituitarismus* (Sellatumoren).

III. Hypogenitalen, parathyreoiden, suprarenalen Zwergwuchs.

Hypophyse und Nebennieren im Sinne einer Vermehrung des Gewebes. Die erst postfetal einsetzende Zellreifung in der Hypophyse widerspricht jedoch der Annahme einer wesentlichen Funktion dieses Organes im intrauterinen Leben.

Jedenfalls glauben wir zu wissen, daß normalerweise das Wachstum der Hypophyse gegen Ende des 2. Lebensjahres einsetzt, mit dem 4. und 5. Jahr sein Maximum erreicht (NOBEL), und daß zu dieser Zeit, wo gelegentlich das Wachstumshormon auch im Urin gefunden wird (NEUMANN), das Organ schon endokrine Funktionen ausübt[1]. Die Schwankungen im intrauterinen Körperwachstum dagegen beruhen auf diaplacentaren Einflüssen von der Mutter, deren qualitativ überragende Hormone das Gedeihen in utero bestimmen. Dank dieses protektiven Hormonschutzes werden die endokrin bedingten Zwerge als scheinbar normale Kinder geboren und bleiben nach einer gewissen Latenz erst später in der Entwicklung zurück, angeborene Zwergwüchsigkeit jedoch spricht gegen eine hormonale Genese der Entwicklungsstörung.

Wachstumsfähigkeit. Das Wachstumshormon des Hypophysenvorderlappens ist nun nicht die Ursache des Körperwachstums, sondern ein Regulator dieser *anlagemäßigen* Potenz, zwar in förderndem Sinne, doch ist eine gewisse Entwicklung auch ohne die Inkrete der Hypophyse möglich. Die Zwergmäuse z. B. wachsen, so lange sie leben, wenn auch sehr langsam und mit verschiedener Geschwindigkeit [KEMP (1, 2)]. Natürlich ist auf der anderen Seite niemals im Tierversuch und in der menschlichen Pathologie mit Sicherheit abzulehnen, daß nicht doch noch Reste funktionierenden Hypophysengewebes erhalten sind. Ein vollkommenes Sistieren der Größenzunahme beobachten wir also nicht; der Hypophysenzwerg wird, wie es ERDHEIM (1) ausgedrückt hat, von einem besonders kleinen Zwerg mit einer großen Varietégage zu einem schlecht bezahlten Mitläufer einer Zwergtruppe, sozusagen eine gefallene Größe, ohne allerdings normale Körpergröße zu erreichen; er bleibt klein und behält kindliche Proportionen.

Diese Wachstumsfähigkeit behält der Hypophysenzwerg charakteristischerweise länger als ein Mensch mit normaler Entwicklung. Bei ihm schließen sich die Epiphysenfugen verspätet oder gar nicht; und so lange diese offen sind, ist Wachstum möglich. So wurden mehrere Zwerge beschrieben, bei denen noch zu einer Zeit, wo der normale Mensch schon seinen ganzen Wachstumsgang durchlaufen hat, eine plötzliche Längenzunahme eintrat. Der Zwerg von NONNE fing mit 28 Jahren wieder zu wachsen an, und der berühmte englische Zwerg Jeffery Hudson nach dem 30. Jahre.

Epiphysenfugen. Der Epiphysenknorpel bleibt nachweislich bis ins 4. Dezennium jugendlich und fähig zu osteoplastischer Proliferation. Knorpelwucherung führt zum Längenwachstum nach ERDHEIM (3) in drei Phasen:

1. durch Vermehrung der Knorpelzellen in der diaepiphysären Zone provisorischer Verkalkung;
2. durch Auflösung des verkalkten Knorpels durch die von der Diaphyse aus hineinwachsenden Gefäße;
3. durch osteoplastischen Bau des Knochens.

Fehlt nun der Anreiz zur Knorpelwucherung, dann wächst der Knochen nicht; und fehlt der Reiz zum vasculären Knochenanbau, dann kann die Epiphysenfuge unmöglich verschwinden.

---

[1] Normalmaße der innersekretorischen Drüsen im Kindes- und Erwachsenenalter finden sich bei RÖSSLE-ROULET.

Am Epiphysenknorpel greift nun auch in bisher nicht bekannter Weise das Wachstumshormon an, bis durch den knöchernen Schluß der Epiphysenfuge, gewöhnlich in der Pubertät, das weitere Wachstum unmöglich wird. Diese natürliche Hemmung der Längenzunahme wird mit dem Einsetzen der Keimdrüsenwirkung in Zusammenhang gebracht; die Keimdrüsen bestimmen die Dauer des Wachstums, die Hypophyse das Wachstum selbst in dem Sinne, daß in der Pubertät starke hormonale Reize von der Hypophyse und Schilddrüse ausgehen, die das Wachstum und die Genitalentwicklung gleich treffen, so daß es zu einer starken Längenzunahme, aber auch zu einer Reifung der Keimdrüsen kommt; letztere hemmt nun das von derselben Stelle aus angeregte Wachstum an den Epiphysenfugen [BIEDL (2)]. Langdauernde Verabreichung von Hypophysenvorderlappenextrakten kann so auch im Tierversuch eine vorzeitige Verknöcherung der Epiphysenfugen herbeiführen (KEMP-OKKELS), und bei Überaktivität der Keimdrüsen resultiert nach anfänglicher Wachstumsbeschleunigung eine unternormale Körpergröße durch vorzeitigen Epiphysenfugenschluß.

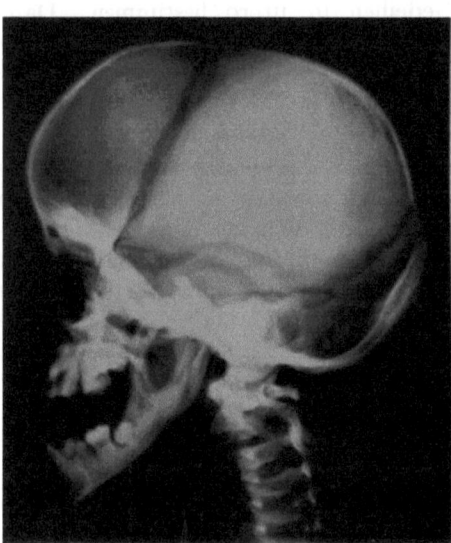

Abb. 6. Schädel eines 14jährigen Hypophysenzwerges (offene Nähte und Fontanellen, destruierte Sella, Osteosklerose der Schädelbasis).

Beim hypophysären Zwerg bleibt als Folge mangelnder Sexualhormone die Epiphysenfuge offen, wegen des fehlenden Wachstumshormons kommt aber dennoch keine Längenentwicklung zustande.

Die Verschmelzung der Epi- und Diaphysen verläuft bei normaler Entwicklung in einer höchst gleichartigen und typischen Weise. Nicht nur zur Zeit der Pubertät, sondern während der ganzen Wachstumsperiode, vor und auch geraume Zeit nach der Geschlechtsreife schließen sich die Epiphysenfugen. Daten und Tabellen darüber sind von mehreren Autoren veröffentlicht worden [ERDHEIM (3), SPALTEHOLZ, GRASHEY, RUCHENSTEINER], die in Einzelheiten voneinander abweichen, letztlich aber die große Regelmäßigkeit dieses Verknöcherungsprozesses darlegen. Wachstumshemmungen auf hypophysärer Basis lassen sich also durch den Nachweis des verzögerten Epiphysenschlusses, der durch die Röntgenuntersuchung erleichtert wird, ohne große Schwierigkeiten auffinden und mit einiger Sicherheit auch zeitlich festlegen.

Die Epiphysen des Humeruskopfes und der Tuberositas major humeri, die bei unserem Patienten noch weit offen sind, schließen sich etwa im 6. Lebensjahr. Daraus können wir folgern, daß die beschriebene Wachstumsstörung vor dem 6. Lebensjahr begonnen hat. Die Synchondrosis intrasphenoidalis, die schon vor der Geburt, manchmal jedoch noch im ersten Jahr verknöchert (FARBEROW), ist nicht mehr nachweisbar.

Das Sichtbarwerden der **Knochenkerne** im Röntgenbild ist im Gegensatz zum Epiphysenschluß nicht so regelmäßig verzögert; aber auch hier ist eine gewisse Rückständigkeit oft unverkennbar, allerdings nicht so ausgesprochen wie beim Myxödem. Bei unserem Patienten ist die Knochenkernentwicklung annähernd altersgemäß.

Schädelnähte. Ein sicherer Beweis für ein sehr frühzeitiges Einsetzen einer Entwicklungsstörung liegt dann vor, wenn auch nach Ablauf des 1. Lebensjahres die *Schädelnähte* und *Fontanellen* noch nicht geschlossen sind, wie es bei unserem Kinde der Fall ist. Hier sind die Schädelnähte und Fontanellen noch mit $14^3/_4$ Jahren weit offen, wohl aber haben sich mehrere Schaltknochen, besonders an der Hinterhauptnaht gebildet (Abb. 6). Diese Tatsache spricht dafür, daß schon in frühester Säuglingszeit die Wachstumshemmung begonnen hat, wahrscheinlich mit der Geburt, als dem kindlichen Organismus keine mütterlichen Hormone mehr zugeführt werden konnten.

Ähnliche Fälle sind vereinzelt mitgeteilt worden; so hatte der ERDHEIMsche Zwerg mit 38 Jahren noch klaffende Schädelnähte.

LÖW-BEER berichtet über ein 17jähriges Mädchen, das 125 cm lang und $16^1/_2$ kg schwer, etwa wie ein 6—7 Jahre altes Kind aussah; die Wachstumshemmung wurde mit 6 Jahren deutlich. Die Schädelnähte standen 3—4 cm auseinander. Als Ursache war röntgenologisch eine verkalkende Hypophysengeschwulst nachweisbar.

Einen verzögerten Fontanellenschluß sah auch VOLLMER bei einem 2 Jahre alten Kinde, das kein Myxödem und keine Rachitis hatte; erst mit Praephyson wurde die Entwicklungsstörung beseitigt. Die offenen Schädelnähte sind aber kein ausschließlich auf die Hypophyse hinweisendes Symptom. Bei der thyreogenen Wachstumshemmung z. B. können selbst nach Jahrzehnten die Fontanellen noch nicht geschlossen sein (FRANGENHEIM), und bei der Progerie (s. S. 316) findet man auch nach der Pubertät offene Nähte und Fontanellen.

Vor der Charakterisierung des *Längenwachstums* beim Hypophysenzwerge ist es erforderlich, die Wachstumskurve eines normalen Kindes zu betrachten. Diese verläuft fern jeder Gleichförmigkeit und variiert sehr stark in den verschiedenen Altersstadien. Im 1. Jahr und in der Präpubertät finden wir deutliche Wachstumsbeschleunigungen, oft, aber nicht regelmäßig, auch im 6. bis 7. Jahr, so daß 2—3 Perioden der Streckung gegenüber den Zeiten der Fülle unterschieden werden. Abgesehen von endogenen, konstitutionellen Faktoren kann dieser Wachstumsablauf durch Ernährungsänderungen, Umwelt und Krankheiten weitgehend beeinflußt und abgeändert werden.

Auf die Wachstumswerte bei normaler Körperentwicklung soll in diesem Zusammenhange nicht eingegangen werden. Wir wollen uns mit einigen Literaturhinweisen begnügen. Die Forscher, die sich mit diesen Fragen beschäftigt haben, betonen, wie schwierig es ist, einen Normalwert zu finden, der das Alter, die individuelle Körpergröße und das Körpergewicht gleichzeitig umfaßt. KORNFELD hat die Methode von DRECHSLER aufgegriffen, der in einem Somatogramm Größe und Gewichtsbefund zur jeweiligen Altersstufe in Beziehung setzt, in welcher die vorgefundenen Werte normal, d. h. dem Durchschnitt entsprechend sind. Desgleichen hat KORNFELD Bewertungstabellen der Körpergröße nach dem Alter (Stammindex) und Tabellen über das Körpergewicht in Beziehung zur Körpergröße zusammengestellt. Aber auch die älteren Tabellen von CAMERER und PIRQUET erfüllen ihren Zweck, wenn es gilt, gröbere Abweichungen der körperlichen Entwicklung vom Normalen festzustellen.

Die **Wachstumskurve** des Hypophysenzwerges dagegen ist gekennzeichnet durch eine starke Hemmung der Längenentwicklung; wir finden Perioden fast völligen Stillstandes über viele Jahre, die jedoch durch gelegentliche *Wachstumsschübe* unterbrochen werden, so daß letztlich eine endgültige Körperlänge von 125—145 cm resultiert, d. h. die Länge geht über die von BOLLINGER und QUETELET mit 106 bzw. 112 cm festgelegte Grenze des Zwergwuchses hinaus in den Bereich des Klein- und Minderwuchses[1]. Diese Wachstumsschübe sind als Folge spontaner zeitweiliger Druckentlastungen durch Nekrosen, Blutungen usw. der die Hypophyse komprimierenden Tumoren für den hypophysären

---

[1] NOBEL empfiehlt, ein Kind dann als zwergwüchsig zu bezeichnen, wenn seine Körpergröße mehr als 30% unter dem Altersdurchschnitt liegt.

Zwergwuchs recht charakteristisch, so daß die gleichmäßige Längenzunahme ohne Stillstände und Beschleunigungen, abgesehen von dem vermehrten Wachstum zu Beginn der Behandlung, wie sie bei unserem Patienten vorliegt, ungewöhnlich und so zu erklären ist, daß trotz hochgradiger Hypophysenunterfunktion immer noch etwas sezernierendes Gewebe erhalten blieb (Abb. 7).

Proportionen. Viel mehr als eine allgemeine Makro- oder Mikrosomie fällt dem Beobachter ins Auge die *Disproportion* eines abnorm entwickelten Individuums. Der hypophysäre Zwergwuchs ist nun nicht in dem Sinne disproportioniert, daß etwa ein groteskes Mißverhältnis zwischen Rumpf und Extremitäten bestünde, sondern derart, daß sich das Alter des Zwerges und sein Körperbau nicht entsprechen; denn die Hypophyse nimmt auf die Ausbildung eines *altersgemäßen* Skeletes bedeutsamen Einfluß. Im Gegensatz zu der sozusagen nur quantitativen Verminderung des Wachstums bei Dystrophien (z. B. beim angeborenen Herzfehler), die eine dem Alter entsprechende Proportionierung des Organismus aufweisen, zeigt die hypophysäre Wachstumsstörung tiefgreifende Änderungen des formalen

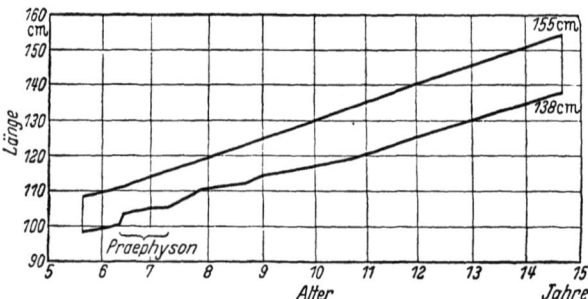

Abb. 7. Wachstumskurve des Kindes H. B. (unten) im Vergleich zu der berechneten Kurve eines sich normal entwickelnden Kindes (oben).

Körperaufbaues. BALLMANN (2) bezeichnet die Hypophyse geradezu als die inkretorische Drüse für die Proportionalität des Wachstums.

Beim Neugeborenen liegt die Mitte des Körpers etwa in Nabelhöhe, beim Erwachsenen an der oberen Kante der Symphysis ossis pubis. Die größere Oberlänge bleibt bis zur 2. Dentition bestehen, dann setzt ein beschleunigtes Wachstum der Extremitäten ein [GARDINER-HILL (2), RÖSSLE (2)]. Ungefähr in die Zeit des 10. und 11. Lebensjahres müssen wir bei normaler Körperentwicklung den Anfang der Erwachsenenproportionierung setzen, d. h. an Stelle der für das Kindesalters charakteristischen größeren Oberlänge tritt eine größere Unterlänge. Je frühzeitiger nun das Wachstum gehemmt ist, desto deutlicher bleibt die kindliche Dimensionierung erhalten. Die absolute Körperhöhe braucht dabei keineswegs fixiert zu sein, ein geringes Längenwachstum findet sehr wohl statt; aber die Proportionen des Alters, in dem der Ausfall der Hypophysenvorderlappenfunktion begonnen hat, ändern sich nicht mehr und werden dauernd erhalten.

Kenntlich wird das auch am Verhältnis der *Kopfhöhe* zur Körperlänge, die

beim Erwachsenen 1 : 8 beträgt,
beim Säugling 1 : 4 und
beim Hypophysenzwerg 1 : 5—7.

Zahlenwerte darüber stammen von PALTAUF. Wenn die Gesamtkörperlänge gleich 1000 gesetzt und der Körper durch die Verbindungslinie der Cristae ossis ilei unterteilt wird, so besteht zwischen Ober- und Unterlänge

bis zum 5. Lebensjahr das Verhältnis 415 : 585
bis zum 8. Lebensjahr das Verhältnis 397 : 603
beim Erwachsenen das Verhältnis 382 : 618

Der von PALTAUF beschriebene Zwerg bot ein Verhältnis von Ober- zu Unterlänge von 401 : 599, d. h. bei diesem zwergwüchsigen Menschen bestand eine Entwicklungsstörung, die im Kleinkindesalter begonnen hatte.

Untersuchungen über die Armspannweiten im Verhältnis zur Körperlänge (erniedrigt bei hypophysärem Zwergwuchs, erhöht bei der Akromegalie) hat BALLMANN (2) durchgeführt.

Kiefer und Zähne. Charakteristisch für den hypophysären Zwergwuchs ist also das Stehenbleiben der Knochenentwicklung auf der Stufe des Bildungsalters, die der Patient erreicht hatte, als der Hypophysenausfall eintrat. Augenfällig wird das auch in der Ausbildung der *Zähne* und des *Kiefers*, denn zwischen der Dentition und der allgemeinen Skeletentwicklung bestehen enge Beziehungen.

Bei hypophysektomierten Hunden und Ratten sind nach dem Eingriff das Wachstum und die Ernährung der Zähne deutlich gestört. Die Zähne sind kleiner als normal, haben eine abnorme Form, eine hypoplastische Schmelzbildung, Schmelzdefekte und Störungen in der Dentinverkalkung; und schließlich hört das Zahnwachstum ganz auf (SCHOUR). Die Dentition ist derart verzögert, daß die Milchzähne persistieren. Gelegentlich brechen hinter dem Milchgebiß die bleibenden Zähne durch, so daß dann zwei unregelmäßig hintereinander stehende Zahnreihen vorhanden sind (ASCHNER)[1].

Ähnlich liegen die Verhältnisse beim hypophysären Zwergwuchs des Menschen. Auch hier ist die Dentition sehr verspätet; bei dem Zwerg von LUCKE (6) z. B. erschienen die ersten Zähne mit 3 Jahren, und auch der Zahnwechsel, mit 10 Jahren beginnend, war erst im 13. Lebensjahr abgeschlossen. Unser Patient zeigt noch deutlichere Rückständigkeit der Zahnentwicklung (Abb. 8).

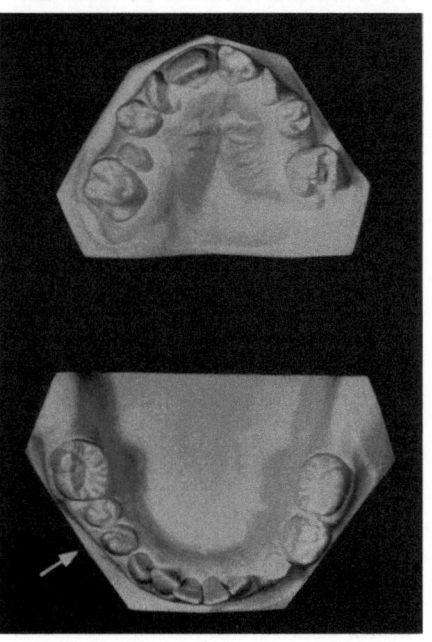

Abb. 8. Persistierende Milchzähne bei $14^3/_4$ Jahre altem Hypophysenzwerg. Unterentwicklung der Kiefer.

Mit $7^3/_4$ Jahren brechen die ersten bleibenden Zähne durch, das *Milchgebiß* aber ist mit 8 Jahren noch vollständig erhalten. $14^3/_4$jährig entspricht die Zahnentwicklung etwa einem $11^1/_2$ Jahre alten Kinde. Die beiden unteren rechten Milchbackenzähne sind noch erhalten, dagegen sind nicht alle bleibenden Eck- und kleinen Backenzähne durchgebrochen. Wie die Röntgenuntersuchung zeigt, besteht eine echte Unterzahl anscheinend nicht, abgesehen von den Weisheitszähnen, deren Anlage röntgenologisch schon mit 8 Jahren sichtbar sein müßte.

Die Kiefer, besonders die Mandibula des Hypophysenzwerges, behalten wie das gesamte Skelet ihre kindlichen Formen. Beim Neugeborenen beträgt der

---

[1] Zahnbildung und Zahnwechsel sind allerdings bei den verschiedenen Zwergwuchsarten verzögert, nicht nur beim hypophysären Zwergwuchs, sondern auch bei Kretinen, Mikrocephalen usw. Bei der unbehandelten thyreogenen Wachstumsstörung z. B. fällt der Beginn der Zahnung gelegentlich erst in das 3. Lebensjahr, die Dentition verläuft vollkommen unregelmäßig, sowohl hinsichtlich des Auftretens und Ausfalles der Milchzähne als auch in bezug auf das Erscheinen der bleibenden Zähne; BOURNEVILLE und BRAMWELL (zit. FRANGENHEIM) fanden noch Milchzähne im 3. Jahrzehnt. Eine übersichtliche Darstellung des Einflusses der inneren Sekretion auf die Zahnbildung s. LOGAN und KORNFELD.

Angulus mandibulae 140°, beim normalen Erwachsenen ist er spitzer (120°); beim hypophysären Zwergwuchs dagegen findet sich ein dem Kinde ähnlicher gestreckter Verlauf des Unterkiefers. Weiterhin sind die Kiefer im Verhältnis zur Größe der Zähne zu klein, so daß diese sehr eng und unregelmäßig stehen.

Bei unserem Kinde äußert sich die außerordentliche Unterentwicklung des ganzen Kieferapparates in einem sehr starken Raummangel insbesondere des Oberkiefers, in starker Kompression des ganzen Kiefers, Verkürzung des Alveolarbogens und sehr jugendlichem flachen Unterkieferastwinkel.

Wir wollen erwähnen, daß ENGELBACH (3), im Gegensatz zu anderen Autoren, gerade weit auseinanderstehende zu kleine Zähne als verdächtig auf hypophysäre Wachstumsstörung ansieht. Der von PALTAUF beschriebene 49 Jahre alte Zwerg hatte keinen flachen, sondern einen stark modellierten Unterkieferastwinkel. Auch waren bei ihm bis auf 2 Molaren sämtliche bleibenden Zähne durchgebrochen, er hatte kein Milchgebiß.

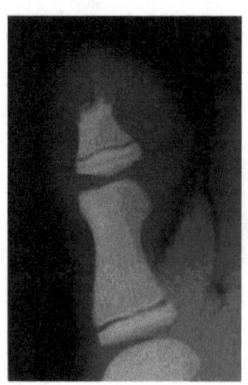

Abb. 9. Akromikrie.

Die Kleinheit der Nebenhöhlen ist beim hypophysären Zwergwuchs als ein charakteristisches Merkmal des *jugendlichen* Schädels anzusehen.

Akromikrie. So wie die Kiefer, die als Extremitäten des Kopfes angesehen werden (OKEN), zu klein sind, um den Zähnen ausreichend Platz zu geben, sind auch die anderen gipfelnden Körperteile des Hypophysenzwerges unternormal entwickelt.

BRUGSCH war der erste (1927), der das Augenmerk auf diese Tatsache lenkte und die Kleinheit von Händen und Füßen, d. h. die Patschhand des Hypophysenzwerges als durch Verkürzung der distalen Extremitätenenden entstanden deutete; von ihm stammt die Bezeichnung *Akromikrie*.

Er beobachtete eine 23jährige Patientin (157 cm groß, 47 kg schwer), die im Verlauf von 10 Jahren eine generalisierte Tuberkulose durchgemacht hatte mit tuberkulöser Aussaat in das Auge, die Lungen, das Mesenterium, Halslymphdrüsen und Schädel (Kopfschmerzen, Ausfüllung der relativ kleinen Sella turcica mit einer schattengebenden Masse; lokalisierte Tuberkulose der Dura mater in der Gegend des Türkensattel?). BRUGSCH vermutete einen intrakraniellen, die Hypophyse einengenden Prozeß und führte darauf den seit 3 Jahren sich entwickelnden Diabetes insipidus mit Amenorrhöe und Haarausfall zurück; keine Adipositas.

Weiterhin aber beobachtete er Hypoplasien der Diploe und der Schädelbasis; auch die Knochenstruktur der Kiefer war regressiv verändert. Am auffälligsten jedoch war der Befund an den Händen und Füßen. Der Handrücken war leicht gedunsen und die Finger zeigten eine starke, schmerzhafte Akrocyanose. Mittel- und Grundphalangen hatten eine wurstförmige Gestalt und die Endphalangen waren besonders klein, die Nägel brüchig mit Längs- und Querrillen; an den Füßen bestand der gleiche, allerdings nicht so ausgesprochene Befund. Die Röntgenuntersuchung zeigte eine hochgradige Rarefizierung der Corticalis und der Markstruktur mit starker Entkalkung, so daß Lacunen entstanden. Auch die größeren Knochen waren kalkarm.

Es handelt sich um eine Osteolyse, eine Knochendefektbildung, in welche die Compacta, die Corticalis und die Spongiosa einbezogen werden (BAENSCH). Als Antiskeletoplastik (Knochenabbau, Knochenumbau) bezeichnet BRUGSCH diesen Vorgang, der wegen der Substanzverluste an den Knochen und Weichteilen auch *Akrophthise* genannt werden könnte (Abb. 9).

Die Akrocyanose ist nicht obligatorisch für die hypophysäre Akromikrie. Erklärt wird sie nach BRUGSCH durch die Beziehungen, die zwischen der Gefäßinnervation und den vegetativen Zentren des Zwischenhirns bestehen (KROGH); s. auch BALLMANN (1).

Die Beobachtung an hypophysektomierten Hunden gibt Hinweise, daß nach Entfernung des Hypophysenvorderlappens das Wachstum der Extremitäten (Pfoten und Kiefer) besonders zurückbleibt (KOSTER-GEESINK), so wie die langdauernden Versuche der Amerikaner gezeigt haben, daß durch Zufuhr des EVANSschen Hormons ein der Akromegalie gleiches Erscheinungsbild erzeugt werden kann. Beim Zwergwuchs durch experimentellen Nebennierenausfall [LUCKE (4)], der weitgehende Ähnlichkeit mit der hypophysären Wachstumsstörung hat, entsteht auch eine Akromikrie.

Beim Menschen wurde die Akromikrie bisher nur in vereinzelten Fällen gesehen, und die pathologisch anatomischen Untersuchungen sind spärlich.

Häufiger als beim reinen hypophysären Zwergwuchs ohne Adipositas bleibt bei der Dystrophia adiposo-genitalis das Wachstum der Hände und Füße im Gegensatz zur sonstigen Körperentwicklung auffallend zurück. Sie sind zart und klein, die Finger zugespitzt, auch der Unterkiefer ist kleiner als normal (HOSKINS, HECKER). An dieser Ausgestaltung der Finger sind aber mehr die Weichteile als die Knochen beteiligt, offenbar ist die Fetteinlagerung in das subcutane Gewebe der Endphalangen geringer als an den Grundphalangen (Lipophilie nach BAUER, KESTNER). WIESEL (zit. NEURATH) allerdings möchte die zeitweilige Verminderung des Knochenwachstums an den Extremitätenenden bei der passageren Pubertätsfettsucht als hypophysäre Akromikrie deuten.

Unser Patient hatte schon seit früher Kindheit auffällig kleine Hände; wesentliche Veränderungen an dem Handskelet werden aber erst seit ungefähr dem 9. Jahre deutlich, und zwar ist anfänglich nur eine immer stärker werdende Osteosklerose zu erkennen. Mit 10 Jahren treten dazu an der Spitze der Endphalangen Knochenprozesse auf, die wir als Rückbildung des Skeletes deuten. Der sehr dichte Knochen ist aufgefasert, kleinste umschriebene Aufhellungsbezirke an den Spitzen sind zu erkennen, durch die der Verkürzungsprozeß anscheinend eingeleitet wird. Während in 4 Jahren am Daumen die Epiphyse der Endphalange deutlich gewachsen ist, hat sich der Schaft nicht verlängert, ist vielmehr 1,5 mm kürzer geworden. An den anderen Phalangen ist diese Verkürzung auch vorhanden, allerdings nicht so ausgesprochen. Sehr plump sind die Metakarpalknochen, besonders an den Gelenkflächen mit mehreren Aussparungen und Auswüchsen, auch an der Ulnaepiphyse.

Der Vergleich mit der normalen Hand eines 13jährigen läßt den abnormen Prozeß besonders deutlich hervortreten. Die Verkürzung der Finger ist aber auch ohne Röntgenbild zu erkennen. Die Haut ist verdickt, runzlig und rissig, wie es als Geroderma bezeichnet wird, und die Finger sind kurz. Die Weichteile haben sich an den regressiven Knochenveränderungen nicht in gleichem Maße beteiligt, daraus resultiert das eigenartige Bild, daß der Nagel um den Daumen herumwächst.

Beim Fußskelet finden wir die gleichen, nur noch ausgeprägteren Veränderungen. Auch hier sind die Endphalangen kurz und der Knochen aufgefasert (Abb. 10—12).

Über einen weiteren Fall von Akromikrie im Kindesalter berichtet OCHS.

Es handelt sich um einen 15jährigen, 120 cm großen Jungen, der mit 6 Jahren einen Typhus abdominalis durchmachte. Das Kind war psychisch etwa 2 Jahre unter dem Altersdurchschnitt, hatte unterentwickelte Genitalien und eine sehr dünne Haut. Die Schädelknochen waren atrophisch, besonders klein war das Kinn, und auch die Spitzen der Extremitäten waren kurz. Röntgenologisch fand sich eine abgeflachte Sella turcica. Das ganze Krankheitsbild wird durch eine Funktionsstörung des Hypophysenvorderlappens erklärt.

Eine pathologisch-anatomische Untersuchung liegt vor von dem Fall, den BERGONZI mitgeteilt hat (Nr. 2 seiner Veröffentlichung über Akromikrie).

Bei dem 60jährigen kleinwüchsigen Menschen mit kurzen Extremitätenenden, der nach geringfügigen Traumen Knochenbrüche erlitt, fand sich histologisch eine deutliche Reduktion der eosinophilen Zellen des Hypophysenvorderlappens, die zu einem kleinen Adenom zusammengehäuft waren.

Eine charakteristische für Akromikrie sprechende Abbildung veröffentlichen KEMP-OKKELS (Fall von CUSHING).

Es wird ein 30jähriger hypophysärer Zwerg mit frühzeitigem Senium gezeigt, der ein cystisches Kraniopharyngeom hatte, mit Kompression der Hypophyse, der Region des Tuber cinereum und des Infundibulum. Es bestanden ein leichter Diabetes insipidus, ein zurückweichendes Kinn und sehr kurze Finger.

Weitere Fälle, die als Akromikrie auf hypophysärer Basis gedeutet wurden, erscheinen uns recht fraglich, z. B. die zahlreichen kleinwüchsigen Mikrocephalen

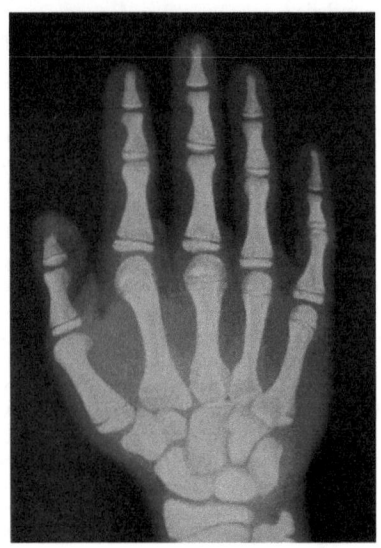 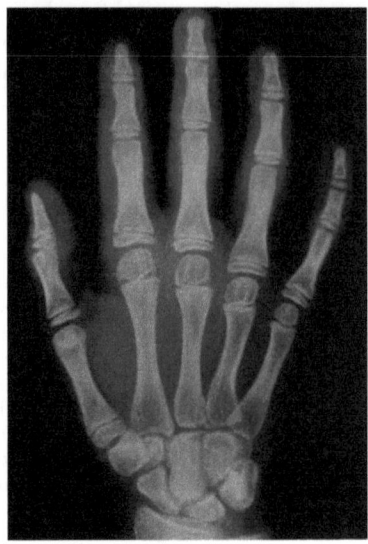

Abb. 10.   Abb. 11.

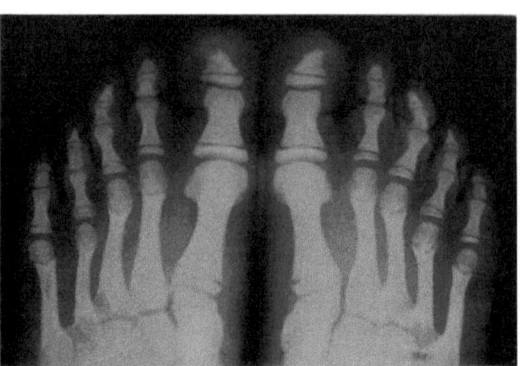

Abb. 12.

Abb. 10—12. Abb. 10, 12. Akromikrie und Osteosklerose des Hand- und Fußskeletes bei 13jährigem Hypophyenzwerg mit gleichaltrigem Handskelet (Abb. 11) eines normal entwickelten Kindes zum Vergleich.

mit relativ zu kurzen Händen und Füßen [BERGONZI, BERTINOTTI, PARHON (1), ROSENSTERN (1)].

ROSENSTERN berichtet über ein kleinwüchsiges Kind mit stark verzögerter Knochenkernentwicklung (2 Handwurzelkerne statt dem Alter entsprechend 5) und rückständiger Zahnung, das mit $3^1/_2$ Jahren 15 cm zu klein war; Kopfumfang 6,5 cm kleiner als normal. Seine Hand- und Fußlänge entsprach etwa der eines Neugeborenen, auch die Unterarme waren zu kurz. Verf. glaubt, daß die Mikrocephalie Ausdruck einer frühzeitig abgelaufenen Gehirnerkrankung sein könnte, die der Akromikrie übergeordnet wäre; wahrscheinlicher ist mit THOMAS die Erklärung in einer kongenitalen Wachstumshemmung zu suchen.

Bei dem Fall von ROSENSTERN ist der Zwergwuchs familiär, und auch sonst wurde mehrmals, familiär gehäuft, Kleinwuchs mit Akromikrie gesehen (PARHON, SCHACHTER). Einigermaßen verläßliche Hinweise für das Vorliegen einer Hypophysenerkrankung sind aber nicht angegeben, wahrscheinlich handelte es sich bei diesen Personen um eine allgemeine heredo-familiäre Degeneration[1].

Weitere Veröffentlichungen sind so kurz gehalten, daß eine Beurteilung nicht möglich ist (ARTWINSKI, DECOURT, DEHN, DUNN, GOLDBERG, TROTOT). Die Akromikrie des Patienten von ROCH ist durch einen chronisch-deformierenden Gelenkrheumatismus zu erklären. Bei den Fällen von STRUNZ und BALLMANN ist das Wesentliche eine *Sklerodermie*. Diese, der Morbus Raynaud und die Polyarthritis deformans führen auch zur Akroatrophie der Weichteile und Knochen, die sicher nicht hypophysär bedingt ist [CURSCHMANN (1)].

Der Patient von BALLMANN (1) hatte eine ausgesprochene Glanzhaut mit häufigen Ulcerationen. An den Händen, weniger an den Füßen, bestand eine hochgradige schmerzhafte Cyanose. Die Weichteile und Knochen der Finger, besonders die Diaphysen der Phalangen waren atrophisch, so daß die Finger wie angespitzte Bleistifte aussahen. Die Hautatrophie hatte eine Beweglichkeitsbeschränkung der Finger zur Folge, die Fingernägel wuchsen nicht nach. Schlechtes Sehen, Schwindelanfälle und eine verminderte Libido könnten auf die Hypophyse als Krankheitsort hinweisen, aber weitere sichere Zeichen für eine Hypophyseninsuffizienz fehlen.

Einen Patienten mit Sklerodermie und hypophysär gedeutetem Kleinwuchs hat HEIMANN beschrieben.

Es handelt sich um einen 25jährigen Mann, der seit dem 2. Lebensjahre, langsam einsetzend mit Atrophie an Händen, Füßen und Gesicht, unter sklerodermalen Hautveränderungen zu leiden hatte, die letztlich den ganzen Körper befielen. Bei der Geburt war nichts Auffälliges an ihm gesehen worden. Seit dem 13. Jahre wächst er nicht mehr und ist jetzt 146 cm lang (größere Oberlänge), 39 kg schwer. Es besteht ein starker Exophthalmus, zu dessen Erklärung eine mangelhafte Ausbildung der Orbita vermutet wird; weiterhin ein Hydrocephalus, eine große ausgebuchtete Sella, offene aber nicht weit klaffende Epiphysenfugen, Hypogenitalismus. Eine Schwerhörigkeit wird durch Sklerodermie der Trommelfelle erklärt. Die Körperbehaarung ist spärlich, Finger und Nägel sind normal gebildet. Insgesamt also ein Befund, dessen hypophysäre Bedingtheit möglich ist. Wie weit allerdings die in früher Kindheit begonnene Sklerodermie als universelle Krankheit die Erscheinungen der körperlichen Rückständigkeit verursacht hat, läßt sich davon nicht abgrenzen. Gewöhnlich sind die Patienten mit Sklerodermie normal groß.

UMANSKI sah eine 25jährige Frau, die seit der Kindheit an Akrocyanose, Paraesthesien und Hautulcerationen litt; Länge 138 cm. Wahrscheinlich war sie seit dem 15. Lebensjahr im Wachstum zurückgeblieben. Das äußere Genitale war infantil; senile Gesichtszüge. Die Unterkiefer waren klein (engstehende Zähne) desgleichen Lippen, Nase und Ohren. Die kurzen Finger hatten eine Form wie angespitzte Bleistifte. Röntgenologisch zeigten sich die Köpfchen der Mittelhandknochen und der Phalangen atrophisch und rarefiziert. Die Fingernägel hatten nicht die normale Farbe, waren im distalen Teil verdichtet, verlängert und krallenartig nach unten gebogen. Nach einer antiluischen Behandlung besserte sich der Allgemeinzustand.

Es ist zu vermuten, daß auch hier ein in das Gebiet der Sklerodermie fallendes Krankheitsbild das Wesentliche war. Beweise für eine hypophysäre Erkrankung fehlen.

---

[1] Über eine *Heredität* des hypophysären Zwergwuchses ist bislang nichts bekannt geworden. Das Auffinden einer kleinen Sella turcica bei Angehörigen des Kranken, die sonst keine klinischen Zeichen bieten (DZIERŻYŃSKI) kann nicht als Beweis dafür angesehen werden; denn dieses Symptom ist zu uncharakteristisch. Der HANHARTsche Zwergwuchs ist nicht hypophysär bedingt.

Die Sklerodermie ist, nach allem, was wir von diesem Leiden wissen, kein hypophysäres Symptom. Unsere bisherigen Kenntnisse erlauben es nicht, zwischen der bei beiden Krankheiten zu beobachtenden Akromikrie nähere Beziehungen zu konstruieren.

Das **Nagelwachstum** wird durch die Verkürzung der Finger und Zehen natürlich hochgradig gestört. Gelegentlich aber beteiligen sich die Nägel wenigstens im Anfang an diesen regressiven Veränderungen nicht, so daß sie sich z. B. bei der Sklerodermie, wie bei dem Fall von UMANSKI, onychogryphotisch nach unten krümmen. Über Nagelveränderungen beim hypophysären Zwergwuchs ist sehr wenig bekannt; auch bei der FRÖHLICHschen Fettsucht sind trophische Störungen der Nägel selten [BAUER (2)]; überhaupt werden bei sicher vorhandenen innersekretorischen Krankheiten Erscheinungen an den Nägeln kaum jemals gesehen, und Störungen der Drüseninkretion sind nach HELLER als Ursache von Nagelerkrankungen ganz außerordentlich selten. Dem Befund an den Finger- und Zehennägeln unseres Patienten, die krallenartig um die Fingerkuppen herumgewachsen sind, ist daher etwas Gleiches aus dem Schrifttum nicht gegenüberzustellen.

Häufiger sind bei hypophysären Störungen Veränderungen der **Körperbehaarung** auffällig. Abgesehen von der Genitalbehaarung ist auch sonst das Haar dünn, weich, oft ist die Lanugobehaarung erhalten. Dies entspricht dem Befunde bei totalhypophysektomierten Tieren, die das wollige Nesthaar nicht verlieren. Unser Patient hatte eine normale Körperbehaarung, dichtes Kopfhaar. Die Haut war am ganzen Körper trocken und rauh.

Osteoporose. Es sind aber nicht nur die Extremitätenenden, die beim hypophysären Zwergwuchs klein bleiben, bzw. regressiven Veränderungen unterworfen sind, sondern das ganze Skeletsystem zeigt einen deutlich juvenilen Charakter; d. h. der Knochen ist wegen der Hemmung des normalen Knochenwachstums hypoplastisch und meist auch *osteoporotisch*. Diese *pituitäre Osteoporose* bei Unterfunktion der eosinophilen Vorderlappenzellen[1] entsteht im Gegensatz zum Hyperparathyreoidismus, bei dem der fertig gebildete Knochen durch vermehrte Osteoklastentätigkeit zerstört wird, durch Darniederliegen des Knochenanbaues bei normalem Abbau [RUTISHAUSER s. BAUER (2), CUSHING]. PALTAUF z. B. schilderte, daß bei seinem Zwerge die Spongiosa der Knochen zum Teil vollkommen fehlte, allerdings hatten diese Knochen eine dicke Corticalis. Schon vor ihm war HIS die Kalkarmut des Skeletes zwergwüchsiger Personen aufgefallen. Die Knochen sind zarter, abnormen Verkrümmungen unterworfen und neigen zu Spontanfrakturen. Auch unser Patient hat bis zum 13. Lebensjahr 5 Unterschenkelbrüche erlitten, die immer ohne große Verzögerung ausheilten. Durch die zahlreichen Frakturen kam es zu Verbiegungen der Tibien, auch beide Femura und der rechte Radius sind frakturiert. Die Bruchlinien verlaufen quer, Callus wird nur mäßig viel gebildet, Pseudarthrosen sind aber nicht entstanden.

Das Röntgenbild zeigt einen dem Normalen gegenüber aufgehellten Knochenschatten. Der Corticalismantel ist verdünnt, die Spongiosa ist grobmaschiger

---

[1] Besonders hochgradig ist die Osteoporose, wenn die basophilen Zellen des Hypophysenvorderlappens das Übergewicht haben (RUTISHAUSER u. a.). Bei der pathologischen Vermehrung der basophilen Zellen (basophiles Adenom, Morbus Cushing) ist die zu multiplen Frakturen führende Osteoporose ein Hauptsymptom.

als in der Norm. Knochendefekte gehören nicht zum Bilde der Osteoporose (BAENSCH). An der Schädelkalotte, wo im Verein mit der hypophysären Ossifikationsstörung auch der durch den Tumor geschaffene hohe intrakranielle Druck den Knochen porös macht, kommen Bilder zustande wie bei einer Mondlandschaft oder wie „gehämmertes Silber" [GARDINER-HILL (2)] (Abb. 13).

Im Kindesalter sind Osteoporosen nicht selten. Von der Geburt bis zum 2. Lebensjahr besteht nach STETTNER eine deutliche Osteoporoseneigung, in den weiteren Lebensjahren dagegen eine Bereitschaft zur Festigung der Knochen, die dann aber wieder, als Begleiterscheinung der Pubertät, einer gewissen Labilität der Osteogenese Platz machen kann. Auch anatomisch prägt sich das aus, wie schon SCHWALBE gefunden hat. Der bei der Geburt vorhandene Faserknochen wird bis Ende des 2. Lebensjahres in lamellären Knochen umgewandelt. Während dieser Zeit unterbleibt das Dickenwachstum, das Längenwachstum aber ist besonders lebhaft. Infolge des Zurückbleibens der Knochenapposition ist es dann möglich, daß die Resorptionsvorgänge die Oberhand gewinnen und den Knochen vorübergehend porotisch machen.

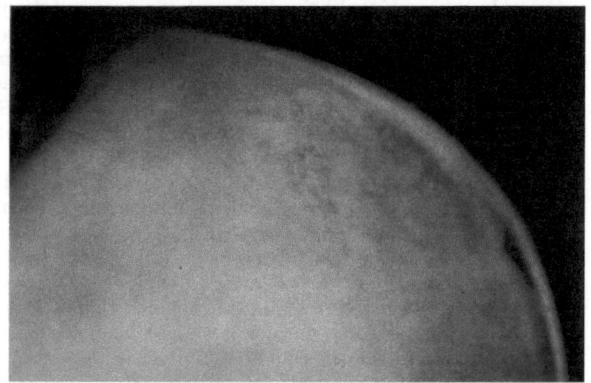

Abb. 13. Osteoporose des Schädeldaches.

Dieser physiologische Umbau mit seiner gegenseitigen Anpassung von Apposition und Resorption untersteht wahrscheinlich auch einer hormonalen Regulation, an der die Hypophyse wohl hauptsächlich beteiligt ist [BAUER (2, 3)]. Exogene Momente (Ernährung u. dgl.) und endogene Einflüsse (Konstitution, innere Sekretion) können dieses Stadium der Osteoporose zur pathologischen Entgleisung bringen, und so finden wir bei innersekretorischen Störungen, besonders bei denen des Hypophysenvorderlappens, häufig Kalkarmut und bis zu Spontanfrakturen gesteigerte Weichheit der Knochen.

Anhangsweise möchte ich erwähnen, daß außer der Osteoporose auch mehrere andere beim Kinde vorkommende Knochenerkrankungen gelegentlich als hypophysär bedingt angesehen werden. Um der auf diesem Gebiete anzutreffenden Unsicherheit abzuhelfen und eindeutige Befunde zu schaffen, hat CORYN für die Diagnosenstellung endokriner Knochenstörungen mehrere Kriterien angeführt:

1. Die Veränderungen müssen generalisiert sein.
2. Hypofunktion macht die eine, Hyperfunktion der endokrinen Drüse verursacht die gegensätzliche Veränderung, die in annähernd 100% der Fälle gefunden werden soll.
3. Die Veränderungen finden ihren Ausdruck in einer Beschleunigung oder Verlangsamung einer der Phasen der enchondralen Ossifikation.
4. Klinisch machen die endokrinen Knochenstörungen oft komplexe Erscheinungen.
5. Nachzuweisen sind sie durch die Röntgenuntersuchung, Prüfungen des Kalkstoffwechsels (Blutkalk, Phosphorspiegel, Phosphatase, Urinkalk, Kalkbilanz), durch den patholog sch-anatomischen Befund und
6. finden ihre Bestätigung als endokrin ausgelöste Leiden durch die experimentelle Reproduktion der Krankheit im Tierversuch.

Ich führe diese Aufstellung der Vollständigkeit wegen an, ohne auf die einzelnen Punkte besonders einzugehen.

Die Annahme einer hypophysären Genese der *Osteopsathyrose* und *Osteogenesis imperfecta* hält einer Prüfung nach diesen Richtlinien nicht stand. Für sie eine primäre inkretorische Anomalie als Ursache der Periostinsuffizienz anzunehmen, ist nach dem Urteil von BAUER, dem wir uns anschließen, unwahrscheinlich, denn die verschiedenartigsten, bei dieser Krankheit gesehenen Abweichungen der innersekretorischen Drüsenfunktion sind zu mannigfaltig und inkonstant, als daß sie ätiologisch für dieses wohlumschriebene Krankheitsbild in Frage kommen könnten. Vielmehr handelt es sich hier um den Ausdruck einer nicht nur am Skelet, sondern auch an anderen Teilen des Organismus sich äußernden Konstitutionsanomalie im Sinne eines Status degenerativus. Auch die *Arachnodaktylie* hat man durch eine Erkrankung der Hypophyse in der Embryonalzeit erklären wollen, ohne damit überzeugen zu können (SCHILLING).

SCHÜLLER-CHRISTIANsches Syndrom. Das gilt auch für den von HAND-SCHÜLLER-CHRISTIAN beschriebenen Symptomenkomplex (Landkartenschädel, Exophthalmus, Diabetes insipidus), eine Krankheit, die im allgemeinen auf das jugendliche Alter (3. bis 16. Jahr) beschränkt ist. Dem Syndrom liegt eine Lipoidstoffwechselstörung zugrunde, die zu Cholesterineinlagerung in die Knochen, vornehmlich der Theca cranii mit nachfolgender Zerstörung der Knochen führt. Auch die Schädelbasis kann in den Destruktionsprozeß einbezogen werden, aber es ist das xanthomatöse Knochemark und keine Hypophysenvergrößerung, die den Türkensattel zerstört. Falls das lipoidzellige hyperplastische Knochenmark auch die Hypophyse und benachbarte Teile im Boden des 3. Ventrikels infiltriert, entsteht der Diabetes insipidus oder eine Dystrophia adiposo-genitalis, eventuell mit Kleinwuchs. Hypophysenausfallserscheinungen sind demnach als eine sekundäre Folge der konstitutionell bedingten Stoffwechselkrankheit anzusehen. Eine zusammenfassende Darstellung dieser Fragen findet sich bei R. WAGNER.

Die gleichfalls von SCHÜLLER (1) beschriebene *Osteoporosis circumscripta cranii*, die oft das Bild einer ausgedehnten Entkalkung der Schädelkalotte bietet, hat Beziehungen zur Ostitis deformans PAGET und ist wie diese ätiologisch wenig geklärt. Eine Kombination mit hypophysären Störungen besteht nicht.

Die aseptischen Knochennekrosen (PERTHES, KÖHLER-SCHLATTERsche Krankheit) findet man nicht selten im Gefolge des endokrinen Zwergwuchses, auch bei der hypophysären Wachstumsstörung. Bei unserem Patienten fanden wir, ohne daß über Beschwerden geklagt wurde, im Alter von 9 Jahren (März 1932) eine hochgradige Zerstörung und Abflachung des rechten Femurkopfes. Auch das Pfannendach und die benachbarten Partien hatten eine unregelmäßige Knochenzeichnung mit Aufhellungs- und Verdichtungsbezirken. Gegen den, bis auf eine starke Kalkarmut gesund erscheinenden Schaft sind diese als PERTHESsche Erkrankung zu deutenden Veränderungen durch einen Streifen besonders kalkhaltigen und strukturarmen Knochengewebes abgegrenzt. Auf der linken Seite ist kein pathologischer Befund zu erkennen (Abb. 14). Die Osteochondropathia coxae heilte ohne eine Behandlung in wenigen Jahren aus, mit 13 Jahren sind beide Femurköpfe gleichmäßig und regelrecht gebildet, abgesehen von der Sklerose ist ein krankhafter Befund nicht mehr zu erheben, sämtliche Epiphysenfugen sind offen (Abb. 15). Diese Knochendefekte werden, wie ENGELBACH und SCHÄFER berichten, durch Hypophysenvorderlappenpräparate gut beeinflußt.

Nach W. MÜLLER stellt die endokrine Dysfunktion aber nur eine Teilkomponente im Entstehungsmechanismus dieser Krankheit dar. An sich bewirkt die hormonale Störung keine Knochendestruktionen, sie schafft nur eine Disposition, eine Labilität der Knochenzellen, so daß andere noch hinzutretende Momente, hauptsächlich mechanischer Art, nun die Krankheit auslösen, die auch in Kombination mit anderen Faktoren auftreten könnte.

Auf die spärliche und recht ungeordnete Kasuistik möchte ich nicht eingehen; dagegen soll ein Befund erwähnt werden, den ENGELBACH (3) bei mehreren seiner Fälle von hypophysärem Zwergwuchs im Kindesalter sah. Röntgenologisch beobachtete er ohne wesentliche klinische Erscheinungen an den Epiphysen der langen Röhrenknochen eine Zeichnung, die wie von Motten zerfressen, zerfasert und aufgerauht erschien. Nach Gaben von Hypophysenvorderlappenextrakt verschwanden diese von ihm *generalisierte Chondroepiphysitis* genannten, nicht entzündlichen Knochenveränderungen. Die Vermutung, daß auch die PERTHESsche usw. Krankheit Beziehungen zu hypophysären Störungen haben könnte, gewinnt durch diese Befunde an Wahrscheinlichkeit.

Die **Prüfung des Blutkalkspiegels** ergab in unserem Falle immer normale Werte, bis auf einmal, wo vorübergehend ein erniedrigter Calciumgehalt des Blutes und eine hohe elektrische Erregbarkeit gefunden wurden. Auch sonst hat man bei hypophysären Knochenerkrankungen gewöhnlich keine nennenswerten Abweichungen vom normalen

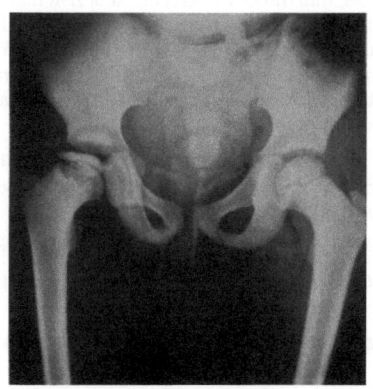
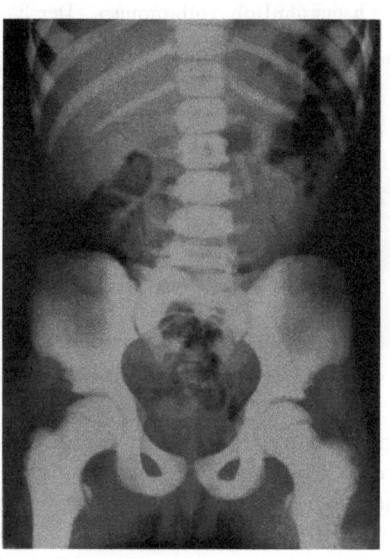

Abb. 14. PERTHESsche Erkrankung bei 9jährigem Hypophysenzwerg.   Abb. 15. Ausheilung nach 4 Jahren. Osteosklerose.

Blutchemismus nachgewiesen. Beziehungen zwischen dem Wachstumshormon und dem Calciumstoffwechsel bestehen ja sicher, der Mechanismus aber ist gänzlich unklar. Wenn gelegentlich nach Hypophysenausfall ein herabgesetzter Blutkalkspiegel auftritt (GEESINK-KOSTER) oder nach Injektion von Vorderlappenextrakten der Blutkalkspiegel sich erhöht [ANSELMINO und HOFFMANN (3), FRIEDGOOD], besagen diese Ergebnisse mehr über die Wirkung des parathyreotropen Hormons im Hypophysenvorderlappen als über die Beziehungen zwischen dem Wachstumshormon und dem Kalkstoffwechsel.

Osteosklerose. Während die osteoporotischen Skeletveränderungen in der Symptomatik des hypophysären Zwergwuchses etwas Geläufiges sind, bereitet das Auftreten *sklerotischer* Knochen an Stelle der Osteoporose der Erklärung große Schwierigkeiten.

An sich ist die *Marmorknochenkrankheit* (Osteosclerosis generalisata fragilis) eine typische Erkrankung der Wachstumsjahre, für deren Erklärung oft fehlerhafte Funktionen irgendeiner Drüse mit innerer Sekretion vermutet werden. In einer großen Zahl von Fällen sollen sich auch (nach ZWERG) sichere Hinweise für eine Erkrankung des endokrinen Drüsenapparates haben finden lassen, wobei den röntgenologischen Befunden an der Sella turcica besondere Aufmerksamkeit zuteil wurde. Allerdings ist bei diffusen Osteosklerosen wegen der Hyperostose der Schädelbasis der Türkensattel oft eingeengt oder erscheint wenigstens so durch die keulenförmige Auftreibung der Processus clinoidei [1]. Abweichungen vom Normalen in dieser Gegend können daher nicht als Ursache, müssen vielmehr als Folge der Knochenerkrankung angesehen werden. Die Tatsache aber, daß die Osteosklerose schon häufig intrauterin besteht, spricht gegen eine hormonale Genese. Es ist andererseits nicht unwahrscheinlich, daß durch die verkleinerte Sella die inkretorischen Funktionen der Hypophyse beeinträchtigt werden können, daß daher die Wachstumsrückständigkeit, die mit der Marmorknochenkrankheit gewöhnlich einhergeht, nicht nur durch die Knochenerkrankung, sondern in der Folge auch hormonal bedingt ist. Eine frühzeitige Verknöcherung der Epiphysenfugen ist bei den kleinwüchsigen Osteosklerotikern niemals gefunden worden, vielmehr bleiben die Epiphysenfugen oft bis in das 3. Jahrzehnt offen (ASSMANN, BERNHARD (1), HARNAPP). Wenn dies auch endokrin bedingt sein kann, fehlen andere Ausfallserscheinungen doch gewöhnlich vollkommen. Der 25jährige Patient von ASSMANN hatte allerdings eine (hypophysäre?) Hodenatrophie; sonst wird über Sexualstörungen nichts berichtet. Bei einem Fall von LAUTERBURG zeigten die cyanotischen Finger eine an Akromikrie erinnernde zugespitzte Form. Die Annahme, daß die Osteosklerose das Zeichen einer hypophysären Dysfunktion sei und durch diese verursacht würde, entbehrt der Wahrscheinlichkeit; die Ätiologie der Marmorknochenkrankheit muß als unbekannt angesehen werden.

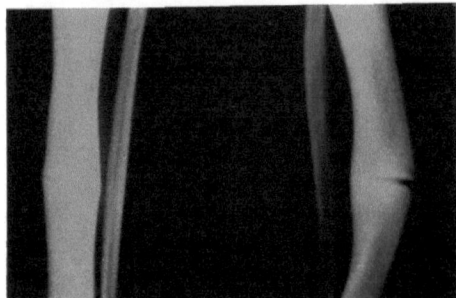

Abb. 16. Osteosklerose und Spontanfrakturen bei 8½jährigem Hypophysenzwerg.

Insgesamt bestehen, abgesehen von der Wachstumsrückständigkeit, keine Analogien im Symptomenbild der ALBERS-SCHÖNBERGschen Krankheit und dem hypophysären Zwergwuchs. Desto schwieriger fällt es, für den Übergang von Osteoporose in Sklerose, den wir bei unserem Patienten beobachten und der für das Skelet des Hypophysenzwerges etwas sehr Ungewöhnliches ist, eine Erklärung zu finden (Abb. 16).

Nur GOLDZIEHER erwähnt, daß der Bau der Schädelkalotte abhängig ist von dem Zeitpunkt des Einsetzens der hypophysären Störung. Versagt die Hypophyse schon sehr früh, so unterbleibt die Entwicklung der Diploë; der Schädelknochen besteht dann, wie in unserem Fall, nur aus der sehr dünnen Tabula interna und externa. Setzt die Hypofunktion aber später ein, so bildet sich eine sklerotische Diploë, und die Schädelkalotte wird in dicken kompakten Knochen umgewandelt.

Auch in dem uns zugänglichen Schrifttum über Osteoporosen anderer Genese haben wir etwas ähnliches kaum gefunden. Wir können daher, ohne Beweise zu erbringen, nur die Vermutung äußern, daß diese Sklerosierung ehemals kalkarmer Knochen den Versuch einer *Ausheilung* der *Osteoporose* darstellt, wie das gelegentlich bei andersartigen Knochenerkrankungen gesehen wird. Die Schädeldefekte bei der SCHÜLLER-CHRISTIANschen Krankheit z. B. können vernarben und hinterlassen dann sklerotische Knochen (HÖFER s. BAENSCH). Desgleichen zeigt BAENSCH Abbildungen eines Knochens, der von Riesenzelltumoren durchsetzt war und nach 5jähriger Behandlung mit Phosphorlebertran und Quarzlampenbestrahlung vollkommen sklerosierte. Die Marmorknochenkrankheit überhaupt als Ausheilungsstadium einer intrauterinen Osteo-

---

[1] M. B. SCHMIDT fand bei einem Neugeborenen mit Marmorknochenkrankheit eine beträchtlich vergrößerte Hypophyse und bringt diesen Befund in Zusammenhang mit der Osteosklerose.

porose anzusehen (s. WINDHOLZ), ist aber unberechtigt und widerspricht der Tatsache, daß oft schon vor der Geburt Sklerosen bestehen.

Die experimentelle Forschung [SELYE (2)] kann vielleicht einen gewissen Hinweis geben, wie dieser Wechsel von Kalkarmut zu vermehrter Kalkeinlagerung möglich ist. Das Hormon der Parathyreoidea bewirkt, wenn es in großen Gaben zugeführt wird, eine starke Knochenentkalkung. Kleinere Dosen jedoch machen nur geringe, allein histologisch festzustellende Veränderungen, eine lacunäre Resorption des Knochens und eine Degeneration des Knochenmarkes. Parallel dazu gehen reparative Prozesse, die bei langdauerndem Hyperparathyreoidismus gelegentlich die Überhand gewinnen können, so daß höhergradige Fibrosen und selbst Osteosklerose (ähnlich der Phosphorsklerose) entstehen. Der Blutkalkspiegel bleibt dabei normal. Parathormonüberdosierung führt also bei Ratten nicht nur zu Knochenresorption, sondern auch zu Knochenapposition (SELYE). Es kommt zu einer Umkehr der Wirkung auf die Knochen, an Stelle einer Ostitis fibrosa cystica entstehen Marmorknochen.

Aus der menschlichen Pathologie ist bisher nur ein Fall bekannt, wo ein Nebenschilddrüsenadenom keine Ostitis fibrosa sondern eine Osteosklerose bewirkte (Fall von PÉHU zit. HARNAPP). Hypophysenexstirpation hat aber bei Ratten keine Hypertrophie der Nebenschilddrüsen zur Folge, auch beim hypophysären Zwergwuchs des Menschen sind die Nebenschilddrüsen klein oder sie zeigen keinen von der Norm abweichenden Befund. Niemals jedoch fand sich bei Hypophysenvorderlappenausfall ein Anzeichen eines Hyperparathyreoidismus; auch bei dem von uns beschriebenen Kinde haben wir keine Veranlassung zur Annahme einer Nebenschilddrüsenüberfunktion. Die im ganzen noch so ungeklärten Wechselbeziehungen, die zwischen den einzelnen endokrinen Drüsen bestehen, gestatten es aber wohl, auf diese Tierversuche hinzuweisen, auch aus dem weiteren Grunde, weil SELYE bei den Ratten, denen er Einspritzungen mit Parathormon machte, neben den Kalkeinlagerungen in den Knochen Hautveränderungen fand, die der Sklerodermie des Menschen ähneln sollen. Er schließt daraus, daß Osteosklerose und Sklerodermie als durch Dysfunktion der Epithelkörperchen entstanden angesehen werden müssen, eine Folgerung, die für uns von Interesse ist wegen der destruktiven Veränderungen an den Endphalangen unseres Patienten, die wir der Akromikrie bei Sklerodermie gegenübergestellt haben.

Zusammenfassung. Das Ergebnis dieser Untersuchung *zusammenfassend* glauben wir uns zu dem Schluß berechtigt, daß

1. die Rückständigkeit im Längenwachstum und das Erhaltenbleiben der kindlichen Proportionen,

2. die offenen Epiphysenfugen und klaffenden Schädelnähte, die offenen Fontanellen, das persistierende Milchgebiß,

3. die Akromikrie und generalisierte Osteoporose,

4. und wahrscheinlich auch die Osteochondropathia coxae (PERTHES) durch Unterfunktion der eosinophilen Vorderlappenzellen verursacht werden.

5. Die später auftretende Osteosklerose kann mit Vorbehalt als ein Ausheilungsversuch der kalkarmen Knochen angesehen werden.

IV. Die Weichteile.

Die Form des Skeletes ist aber nur eine der Abweichungen vom Normalen, die den hypophysären Zwergwuchs charakterisieren. Die Knochen bleiben im großen und ganzen auf der Entwicklungsstufe stehen, die der Organismus erreicht hatte, als die Wachstumsstörung sich auszuwirken begann. Die *Weichteile* jedoch wachsen und entwickeln sich weiter, so daß die kleinwüchsige Person trotz des kindlichen Habitus alt erscheint, sogar älter als den Lebensjahren entspricht. Diese beschleunigte Involution bei verzögerter Entwicklung ist aber eine Erscheinung, die allen Infantilismen eigen ist (BIEDL).

Splanchnomikrie. Natürlich müssen sich die inneren Organe in der Größe den räumlichen Verhältnissen anpassen. Oft aber erscheinen sie bei dem hypophysären Zwergwuchs ähnlich wie bei der SIMMONDSschen Kachexie kleiner als der Körpergröße entspricht *(Splanchnomikrie)*. Histologisch sind an diesen Organen, soweit Untersuchungen vorliegen, abgesehen von den Drüsen mit innerer Sekretion, keine wesentlichen Veränderungen aufgefallen; sie sind altersgemäß ausgebildet.

Die trockene und abschilfernde *Haut* dagegen (**Geroderma**, siehe Abb. 17) gibt der zwergwüchsigen Person ein überaltertes Aussehen. Besonders sind es die Gesichtszüge, die schon in früher Kindheit etwas Greisenhaftes an sich haben

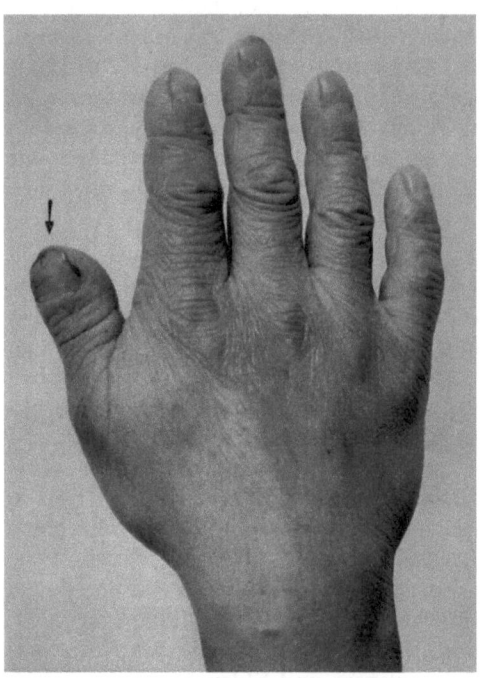

Abb. 17. Hand eines 13jährigen Hypophysenzwerges. Akromikrie und Geroderma.

können, wie es als Progerie bezeichnet wird (Abb. 18). Dem widersprechend findet GOLDZIEHER für den hypophysären Zwergwuchs ein schmales und zierlichhübsches Gesicht mit „Schulkindteint" charakteristisch, das erst der begleitende Hypothyreoidismus breiter und unfeiner macht. Auch die Hände bekommen, obwohl sie der Form nach kindlich sind, wegen der runzligen Haut und der sichtbaren Venen ein sehr altes Aussehen. Das Geroderma ist aber nach BAUER (2) kein für die Hypophyseninsuffizienz allein charakteristischer Befund, sondern findet sich auch bei primärem Hypogenitalismus.

Unter **Progerie** (GILFORD) im eigentlichen Sinne versteht man eine, von VARIOT „Nanisme sénile" genannte, allgemeine Entwicklungshemmung, einen mit seniler Kachexie einhergehenden Kümmerwuchs. Es handelt sich um jugendliche Personen, auf die sich „wie Meltau ein vorzeitiges Alterswelken gesenkt hat" (HARROWER); sie sind zu gleicher Zeit infantil und senil.

Diese bei der Geburt normal erscheinenden, zum Teil allerdings zu früh geborenen Kranken sehen sich alle mehr oder weniger ähnlich. Sie sind klein; trotz offener Epiphysenfugen bleiben sie in früher Kindheit im Wachstum stehen. Die Haut ist runzlig, pergamentartig; oft besteht daneben eine Sklerodermie. Das Kopfhaar ist dünn, flaumartig, ergraut, es kann sogar vollkommen ausfallen. Die Nägel atrophieren bis zu dünnen bindegewebigen Häuten. Das Milchgebiß bleibt erhalten. Schädelnähte und Fontanellen schließen sich spät. Selbst im 2. Jahrzehnt ist die Schädelkalotte noch nicht vollständig verknöchert, vielmehr sind zum Teil große membranöse Defekte erhalten. Auffällig ist ein deutlicher Exophthalmus. Die Knochen sind schlank, haben im ganzen einen verminderten Kalkgehalt, jedoch finden sich neben den Entkalkungsbezirken auch Partien mit vermehrter Kalkeinlagerung. Auch wie entzündlich wirkende Veränderungen an den Epiphysen werden gesehen. Selbst Knochenerosionen können vorkommen, sie sind besonders auffällig an den Endphalangen, wo röntgenologisch Bilder entstehen, die der oben beschriebenen hypophysären Akromikrie völlig gleichen. Die Beweglichkeit in den Gelenken ist wegen bindegewebiger oder knöcherner Kontrakturen herabgesetzt. Auch die inneren Organe zeigen hochgradige Altersveränderungen; so sind die stark geschlängelten Gefäße wegen atheromatöser Einlagerungen als derbe Stränge zu tasten. Das Genitale ist unterentwickelt. Der Tod erfolgt vor dem 20. Lebensjahr an Kachexie. Diese greisenhaften Kinder haben eine Intelligenz, die dem Alter annähernd entspricht. Sie suchen die Gesellschaft gleichaltriger und erwachsener Personen. Der eine Patient von GILFORD bekam 17jährig eine (senile ?) Demenz.

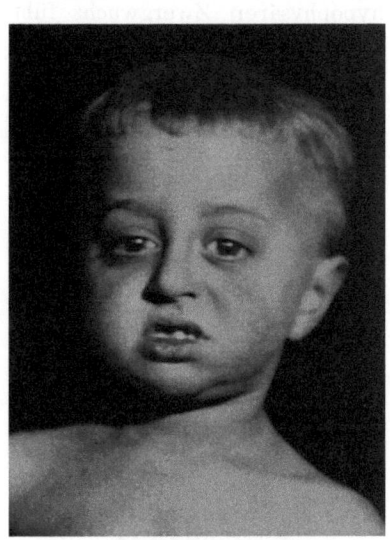

Abb. 18. Progerie bei 7jährigem Hypophysenzwerg.

Beobachtungen über Patienten mit Progerie sind veröffentlicht von HUTCHINSON, GILFORD, APERT, KEITH, RAND, NASSO, BROC, SCHIFF, CURTIS, LEPEC. Bei dem Fall von STRUNZ und SAUPE stand eine Sklerodermie im Vordergrund. Die 4½jährige Patientin von FINKELSTEIN hatte eine Coeliakie. Unklar ist der Fall von TALBOT, der ein normal großes, aber greisenhaft wirkendes Mädchen mit arterieller Hypertonie als Progerie ansieht. HALLÉ vermutet bei einem altersgemäß entwickelten Kinde, das an einer angeborenen Haaragenesie litt, einen abortiven Fall von Progerie.

Die Ursache dieses Leidens ist bisher unbekannt geblieben. Symptome, die auf die primäre Erkrankung irgendeines Organes hinweisen, fehlen, und pathologisch-anatomische Befunde liegen nur spärlich vor. Bei dem einen Patienten von GILFORD fanden sich degenerierte Nebennieren und ein persistierender Thymus; Schilddrüse, Hypophyse und Epiphyse schienen normal zu sein, wurden aber nicht histologisch untersucht. GILFORD glaubt, daß die Hypophyse als die das Wachstum steuernde Drüse diese Erkrankung verursacht. VARIOT dagegen denkt an eine Unterfunktion der Nebennieren. Dieses Leiden als Äußerung einer pluriglandulären Insuffizienz anzusehen (HALLÉ), ist unbefriedigend, denn viel wahrscheinlicher ist die Erklärung, daß die endokrinen Drüsen an dem schweren Senilitätsprozeß teilnehmen, wie die anderen Organe auch (NASSO). Die Behandlung mit Hypophysenvorderlappenextrakten hatte bei der 8jährigen Patientin von RAND keinen Einfluß auf die Erkrankung. Unlängst hat ZEDER einen weiteren Fall von Progerie mit Sklerodermie veröffentlicht (s. dort weitere Schrifttumangaben). Es wird vermutet, daß die in diesem Fall vorhandene Hypercalcämie durch eine hypophysär bedingte Überfunktion der Nebenschilddrüse verursacht wird.

Unter **Ateleiosis** (= Nichterreichen des Entwicklungsendes, nach GILFORD auf dysthyreotischer Basis) versteht man einen Infantilismus, der im Gegensatz zur Progerie eine Langlebigkeit in sich schließt. BIEDL (1, 3) rechnet diese Form des Zwergwuchses den hypophysären Störungen zu. Diese Patienten werden alt, ohne jemals Jünglinge und gereifte Männer gewesen zu sein, eine Beschreibung, die auch auf die hypophysären Zwerge zutrifft.

Mehrere Symptome der Progerie finden sich auch bei unserem Patienten; die Ossifikationshemmung des Schädels, die regressiven Knochenprozesse an den Akren, der greisenhafte Gesichtsausdruck, der Exophthalmus, auch das persistierende Milchgebiß; aber keine Kachexie (Abb. 19). Das von uns beschriebene Kind ist wie auch die anderen Hypophysenzwerge voll leistungsfähig, und es ist nicht zu erwarten, daß in kürzerer Zeit hier ein Wandel eintreten sollte; die Patienten mit Progerie aber sind sämtlich vor Erreichen des 3. Jahrzehntes gestorben.

Die **hypophysäre Kachexie** ist für den kindlichen hypophysären Zwergwuchs nicht charakteristisch. Die Anschauung aber, daß der Erwachsene eine hypophysäre Kachexie erleidet, bei Kindern dagegen die gleiche Schädigung zum hypophysären Zwergwuchs führt [PRIESEL (1), KNOLL], ist irrig, denn auch

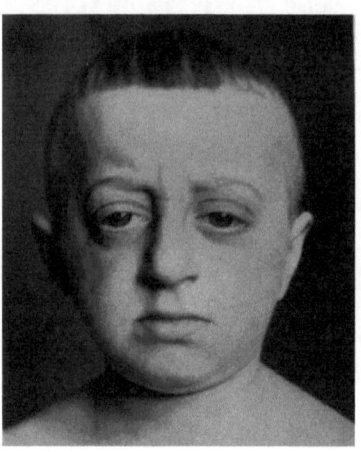

Abb. 19. Gesicht eines 11 Jahre alten Hypophysenzwerges.

im Kindesalter gibt es allerdings nur wenige Fälle von SIMMONDSscher Krankheit. Eine Veröffentlichung stammt von SIMMONDS selbst und betrifft ein 9jähriges Kind, dessen Hypophysenvorderlappen durch ein basophiles Adenom zerstört war. Weitere Fälle hat BEUMER zusammengestellt, denen noch der Patient von GOEBEL hinzugefügt werden könnte. Hier fand sich als Ursache des kachexieähnlichen Krankheitsbildes, das die ersten Erscheinungen mit 1 Jahr gemacht hatte, ein vom Boden des 3. Ventrikels ausgehendes cystisches Gliom; die Hypophyse war verdrängt, aber nicht zerstört. Ungewöhnlich ist in diesem Fall, daß die Krankheit nicht mit einer Wachstumshemmung, vielmehr sogar mit beschleunigtem Wachstum einherging, während ja die hypophysäre

Kachexie, wenn sie durch einen Ausfall der ganzen Hypophyse verursacht wird, im Kindesalter mit Zwergwuchs kombiniert sein müßte (THOMAS).

Experimentell führt die Zerstörung des Hypophysenvorderlappens bei jungen Tieren nur zu Wachstumsstillstand, ältere erleiden auch Gewichtsverluste und werden kachektisch. Das spricht für eine verschiedene Reaktionsweise des jugendlichen und erwachsenen Organismus, die den Hormonmangel verschieden gut ausgleichen können. Möglicherweise spielt es auch eine Rolle, wieviel vom Vorderlappen ausfällt, und von Wichtigkeit wird es auch sein, ob der pathologische Prozeß auf den Hinterlappen und die subthalamischen Zentren übergegriffen hat.

Bei einer Beteiligung dieser Partien entsteht ein Krankheitsbild, das nicht zum Erscheinungskreis des reinen hypophysären Zwergwuchses gehört. Zeichen, die auf eine Beeinträchtigung des Hypophysenvorderlappens hindeuten, können dann auch so zustande kommen, daß die Inkrete vom intakten Vorderlappen nicht in den Hypothalamus gelangen können, bzw. dieser die Reaktivität gegenüber den ihm adäquaten Hormonreizen verloren hat [RAAB (1)]. Von FOERSTER ausgeführte Versuche an Hunden haben diesen Weg der Hormone von der Hypophyse zu den sympathischen Stoffwechselzentren um den 3. Ventrikel nachgewiesen, denn die jungen Tiere, denen unter Schonung der Hypophyse eine Schädigung des Hypothalamus gesetzt wurde, wuchsen nicht mehr; einige wurden mager, bei anderen entwickelte sich eine Fettsucht. Die Ausbildung der Fettsucht nach Hypophysenexstirpation läßt sich so deuten, daß mit der üblichen Technik niemals ganz sicher Verletzungen der angrenzenden Gehirnpartien vermieden werden. Ist die Läsion auf den Hypophysenvorderlappen beschränkt, so bleiben die Tiere mager.

Die **Adipositas**, eventuell als Dystrophia adiposo-genitalis (FRÖHLICH) mit Zwergwuchs und Genitalunterentwicklung kombiniert, muß demnach als ein endokrin-*cerebrales* Symptom [ERDHEIM (2)] angesehen werden. Eine etwas andere Erklärungsmöglichkeit der Tatsache, daß der PALTAUF-Zwerg nicht adipös ist, legt KRAUS (2) vor; der zur Magersucht führende Vorderlappenausfall soll nach seiner Ansicht dem Zustandekommen der Fettsucht entgegenwirken und so in den meisten Fällen das volle Bild des Typus Fröhlich, in dem die Nanosomia pituitaria nur eine Teilerscheinung ist, nicht voll zur Entwicklung kommen lassen.

Das **Syndrom von LAURENCE-BARDET-BIEDL** (Kleinwuchs, Fettsucht, Retinitis pigmentosa, Debilität, Polydaktylie) ist ein Spezialfall der Dystrophia adiposo-genitalis und beruht auf einer primär hereditären Gehirnschädigung bei fehlerhaftem Keimplasma; die Hypophyse scheint nicht mehr an der Entstehung des Morbus Biedl beteiligt zu sein als andere cerebrale Zentren auch. Pathologisch-anatomische Befunde fehlen bisher.

Grundumsatz*bestimmungen* wurden bei hypophysären kindlichen Zwergen nur in geringem Umfange durchgeführt, weil eine das Wesen des kindlichen Zwergwuchses berücksichtigende Bewertung der Ergebnisse große Schwierigkeiten macht. Nach welcher Formel sollen die Werte bei zwergwüchsigen Kindern errechnet werden? ZONDEK vertritt die Ansicht, daß der Stoffwechsel abnorm kleiner Menschen im Prinzip nicht anders verläuft als der normal großer, aber nur, wenn es sich um Menschen mit abgeschlossenem Wachstum handelt. Andererseits hat das Kind, d. h. der wachsende kleine Mensch einen größeren Energieumsatz als der Erwachsene. Beim Zwerg ist die Wachstumstendenz zwar gering, er hat aber relativ höhere Grundumsatzwerte, weil seine Körperoberfläche im Verhältnis zu seinem Volumen größer ist als bei einem größeren Menschen (BACHMANN, SCHAEFER, HERZFELD).

Unter Berücksichtigung der skizzierten Schwierigkeiten ergaben die Gaswechseluntersuchungen bei kindlichen Hypophysenzwergen keine Abweichungen von den Befunden, die bei älteren zwergwüchsigen Menschen gesehen werden, d. h. der Grundumsatz weicht nur wenig vom Normalen ab, die spezifischdynamische Eiweißwirkung jedoch kann fehlen oder nur gering sein (KESTNER, PLAUT und KNIPPING, LIEBESNY). Dies sieht man aber auch bei gesunden Kindern häufig, wenigstens in der Pubertät (GÖTTCHE).

Zur diagnostischen Klärung, inwieweit zusätzlich hypothyreotische Störungen bei der hypophysären Entwicklungshemmung eines Kindes eine Rolle spielen, könnten Grundumsatzbestimmungen wertvoll sein und uns nach Abschluß der Behandlung durch Normalwerden anfänglich pathologisch erniedrigter Werte davon überzeugen, daß die innersekretorische Störung durch die ergriffenen Maßnahmen beseitigt wurde. Der Zwerg von LUCKE (6) z. B. zeigte anfangs einen etwas herabgesetzten Grundumsatz und eine stark verminderte spezifisch-dynamische Wirkung. Später war diese normal geworden.

Die **Blutzuckerregulation** wird durch die Hypophysenentfernung beim Tier eingreifend geändert, nach LUCKE (2) in der Weise, daß das kontrainsuläre Vorderlappenhormon, welches vom Wachstumshormon nicht abzutrennen ist, nicht mehr produziert wird. Es kommt daher zu den Erscheinungen eines

Hyperinsulinismus (Neigung zu niedrigen Blutzuckerwerten, alimentäre Hyperglykämie, hohe Nierenschwelle, hohe Insulinempfindlichkeit, gute Kohlehydrattoleranz), Erscheinungen, die auch beim jugendlichen Hypophysenzwerg auftreten können. So hat das von LUCKE (6) beschriebene $12^1/_2$ Jahre alte Mädchen einen etwas erniedrigten Nüchternblutzucker; nach Belastung mit 50 g Glucose stieg dieser in einer Stunde auf 256 mg-% an; im Urin erschien kein Zucker.

Nennenswerte Störungen der Blutzuckerregulation waren bei unserem Patienten nicht zu finden.

Die Nüchternblutzuckerwerte sind normal. Nach Belastung mit Traubenzucker verläuft die Blutzuckerkurve regelrecht bis auf einmal (1936), wo 1 Stunde nach Zufuhr von 50 g Glucose der Blutzucker auf 223 mg anstieg, aber bald wieder abfiel. Nach 1 mg Adrenalin kam es zu einer Steigerung des Blutzuckers mit anschließender, langanhaltender hypoglykämischer Phase. Die Zuckertoleranz ist altersgemäß und nicht erhöht, nach Einnahme von 50 g Traubenzucker erscheinen in $1^1/_2$ Stunden insgesamt 5 g im Harn wieder. Die weiteren Urinproben sind zuckerfrei. Der Verdünnungs- und Konzentrationsversuch verläuft regelrecht.

Das **Blutbild** zeigt keine wesentlichen Abweichungen vom Normalen, höchstens sind die Lymphocyten im Verhältnis zu den neutrophilen Granulocyten vermehrt (ARNETH, STODTMEISTER). Bei unserem Kinde waren es mit $14^1/_2$ Jahren 43%. Die Lymphocytose jedoch gehört zu der großen Gruppe der degenerativen Stigmen und ist nicht charakteristisch für den hypophysären Zwergwuchs. Gelegentlich besteht eine Eosinophilie, die bei dem Fall von POPOFF sich nach Hypophysenvorderlappenpräparaten verminderte.

Die Genitalentwicklung. Die enge Nachbarschaft der eosinophilen und basophilen Zellen im Hypophysenvorderlappen bringt es mit sich, daß bei einem Ausfall dieser innersekretorischen Drüse gewöhnlich nicht nur das Wachstum, sondern auch die *Genitalentwicklung* beeinträchtigt wird. Theoretisch aber ist es denkbar, daß nur ein Hormon fehlt, daß also ein einseitiger Funktionsausfall besteht, denn das Wachstumshormon ist vom gonadotropen Hypophysenvorderlappenhormon unabhängig [COLLIP (2)]. Über die Frage, ob nun auch in Wirklichkeit eine Dissoziation von Wachstum und Keimdrüsenentwicklung vorkommt, oder ob der Hypogenitalismus ein obligates Zeichen des hypophysären Zwergwuchses ist, hat man recht viel diskutiert, und wir müssen das Problem schon deshalb aufrollen, weil in unserem Falle die Genitalentwicklung nicht gestört ist.

Operative Entfernung nur der einen Zellart ist nicht möglich; daher kann der Tierversuch sehr wenig zur Klärung dieser Verhältnisse beitragen, bis auf die Beobachtungen an den *Zwergmäusen* (s. S. 298), die im wesentlichen nur eine Wachstumshemmung erleiden. Das gonadotrope Hormon wird bei den Tieren in ausreichender Menge gebildet, so daß sie die Geschlechtsreife erreichen, die durch Zufuhr von Wachstumshormon beschleunigt werden kann [KEMP (1)]. Ob bei den Versuchen immer reine Extrakte, d. h. Extrakte, die nur das Wachstumshormon enthielten, zur Verfügung standen, ist fraglich. Im allgemeinen hat das Wachstumshormon des Hypophysenvorderlappens keine fördernde Wirkung auf die Funktion der Keimdrüsen, im Gegenteil kann ein übermäßiges Angebot von EVANSschem Hormon die Funktion der Keimdrüse hemmen. Aber nicht nur durch ein Zuviel an eosinophilen Zellen werden die Gonaden geschädigt, auch beim Basophilismus (CUSHING) kommt es nach anfänglicher Steigerung später oder auch schon im Anfang zu einer Herabsetzung der Keimdrüsentätigkeit. Ein Überangebot von Prolan reizt das Ovar anscheinend bis zur völligen Erschöpfung (hormonale Sterilisierung nach ZONDEK u. a.). Das gleiche sehen wir im Kindesalter, wo bei Hypophysenvergrößerungen, die zu Riesenwuchs und Akromegalie führen, niemals verfrühte Reifungserscheinungen beobachtet werden [THOMAS, ROSENSTERN (2)]. Andererseits läßt sich durch lang dauernde Verabfolgung von Follikelhormon experimentell ein Zwergwuchs erzeugen [ZONDEK (2)]. Die Umkehrung dieser Befunde, fehlende Inkretion von Wachstumshormon bewirke eine erhöhte Genitalentwicklung, ist allerdings nicht erlaubt und widerspricht der Wirklichkeit.

Wie schon oben auseinandergesetzt, ist der endgültige Effekt einer hormonalen Störung nicht allein abhängig von der primären Läsion, sondern wird bestimmt von den zahlreichen Korrelationen, die zwischen den einzelnen endokrinen Drüsen bestehen. Das trifft in besonderem Maße für die Hypophyse zu mit ihrer engen Nachbarschaft zu den hypothalamischen Zentren, denen von KRAUS (2) und BALLMANN ein die Genitalfunktion regulierender Einfluß auf die Keimdrüsenstörung cerebro-pituitärer Erkrankungen beigemessen wird, obwohl natürlich in erster Linie die Funktion des Hypophysenvorderlappens entscheidet. Daher ist es erklärlich, daß über eines der sog. Kardinalsymptome des hypophysären Zwergwuchses, die Genitalunterentwicklung, noch Unklarheit besteht.

EVANS glaubt, daß eine hypophysäre Wachstumshemmung keineswegs mit Hypogenitalismus gekoppelt sein muß; bei hypophysär bedingtem mangelhaftem Wachstum kann ein sexueller Infantilismus vorliegen, braucht aber nicht zwangsläufig vorhanden zu sein [ähnlich RAAB (1)]. Desgleichen sieht STERNBERG eine Diskrepanz zwischen der genitalen und Wachstumsentwicklungsstörung in vielen Fällen für bewiesen an. Durch die gleiche Schädlichkeit kann seiner Ansicht nach zuerst die eine, dann die andere Zellart im Hypophysenvorderlappen betroffen werden. PERITZ und WEYGANDT berichten über hypophysäre Zwerge, die sexuell außerordentlich lebhaft waren; HOSKINS und KEMP-OKKELS halten es für erwiesen, daß der Hypophysenzwerg heiraten und gesunde Nachkommenschaft haben kann. Ihm fehlt eben nur das Wachstumshormon.

CARNOT z. B. berichtet über eine 34jährige Frau, die anfänglich nur kleinwüchsig war (Statur einer 12jährigen) und mehrere Schwangerschaften durchmachte; erst mit 28 Jahren wurde sie amenorrhoisch und später adipös. Es bestanden Veränderungen an der Sella turcica.

CERAUKE sah eine 50jährige Frau, 129 cm groß, Gewicht $29^{1}/_{2}$ kg, mit auffallend greisenhaftem Gesicht, die vom 14. bis 48. Jahr menstruiert hatte; auch die sekundären Geschlechtsmerkmale waren normal vorhanden. Anatomisch fand sich eine abnorme Kleinheit des Hypophysenvorderlappens mit derber bindegewebiger Kapsel, ein Überwiegen der Hauptzellen und geringe Zahl der eosinophilen Zellen.

LÉRI untersuchte einen Mann, der seit dem 12. Jahre, nachdem er einen Typhus durchgemacht hatte, nicht mehr wuchs und mit 55 Jahren 138 cm groß war (entsprechend einem 13jährigen Kinde). Häufige Stirnkopfschmerzen, Exophthalmus, fast völlige Blindheit mit stark eingeengtem Gesichtsfeld deuten auf einen Hirntumor; röntgenologisch lag eine beachtliche Erweiterung der Sella turcica vor. Sein Genitale war normal. Bei einem weiteren von ihm mitgeteilten Fall (18jähriges Mädchen 138 cm groß) war ebenfalls die Vita sexualis nicht vermindert. Kopfschmerzen und Gesichtsfeldeinschränkung könnten auf die Hypophyse als Sitz der Erkrankung weisen.

ZONDEK hat eine Patientin mit hypophysär gedeutetem infantilistischem Wuchs untersucht; ihre sekundären Geschlechtsmerkmale waren stark entwickelt.

Entsprechende Fälle aus dem Kindesalter habe ich nicht gefunden.

Einzuwenden ist gegen diese Fälle von hypophysärem Zwergwuchs ohne Genitalunterfunktion allerdings, daß die wenigsten autoptisch untersucht und bestätigt werden konnten, so daß vielleicht bei einigen eine andere ätiologische

Deutung möglich ist. Daher kann die strikte Ablehnung, die z. B. BAUER (6)[1] (desgleichen JAGIĆ und FELLINGER) der Möglichkeit einer Dissoziation von Wachstums- und Genitalhemmung erteilen, nicht völlig entkräftet werden. Doch neigen wir, veranlaßt durch den Befund bei unserem Patienten, der Annahme zu, daß eine Trennung der beiden Hauptsymptome des Hypophysenausfalles möglich ist.

Während wir bei Mädchen im Einsetzen der Menstruation ein verläßliches Zeichen für die sexuelle Reife haben, fällt bei Knaben die Wertung der Genitalentwicklung schwerer. Da sich die Größenverhältnisse des Hodens in den ersten Lebensjahren bis zur Pubertät fast gar nicht ändern, darf in dieser Zeit die Diagnose eines Hypogenitalismus nur mit größter Zurückhaltung gestellt werden[2]. Gewöhnlich sind wir auf die Beurteilung der sekundären Geschlechtsmerkmale angewiesen, deren Ausprägung im allgemeinen dem Reifezustand der Keimdrüsen entspricht. Der Stimmwechsel tritt bei hypophysär zwergwüchsigen Kindern etwas später ein als normal. Unser Patient hat mit 13 Jahren eine tiefe männliche Stimme.

Die Intelligenz. Zwischen der äußeren Gestaltung und der inneren Veranlagung des Menschen bestehen gesetzmäßige Beziehungen. Gerade bei den verschiedenen Formen des Zwergwuchses erlaubt die Beurteilung der Körperlichkeit aufschlußreiche Einblicke in die psychische Natur des Patienten. Dabei ergibt sich, daß im Gegensatz zum Hypothyreoidismus die Intelligenz hypophysärer Zwerge nicht nennenswert beeinträchtigt ist; diese entspricht vielmehr dem wahren Alter der Kinder. Bei jungen Hunden bleibt nach Hypophysektomie häufig das weitere Wachstum auch des Gehirnes aus. Doch kann natürlich beim jugendlichen Zwerge kein so starker Kontrast bestehen zwischen infantiler Figur und psychischer Reife wie in den späteren Jahren; denn die Psyche des gesunden Kindes ist ja auch kindlich. Höhergradige Intelligenzdefekte sprechen gegen eine hypophysäre Wachstumsstörung, können aber nach BAUER dann auftreten, wenn ein stärkerer Hydrocephalus die Entwicklung des Gehirns beeinträchtigt. Auch im Temperament und in der Stimmungslage dieser Patienten zeigen sich keine wesentlichen Abweichungen vom Normalen.

Diese Ansicht ist allerdings nicht unwidersprochen geblieben. BACHMANN und SCHURZ z. B. glauben, daß die Hypophysenzwerge gewisse Abwegigkeiten doch niemals vermissen lassen; sie seien scheu, charakterlich verändert, in der Intelligenz unter dem Altersdurchschnitt und Erwachsenen gegenüber von Minderwertigkeitsgefühlen gequält. Natürlich ist dabei nicht zu vergessen, daß dies eine ganz natürliche Reaktion ist von Patienten, die gerade wegen der nicht gestörten Intelligenz ihre körperliche Rückständigkeit besonders deutlich empfinden. Sekundäre Hypothyreosen als Folge des Fehlens thyreotroper Einflüsse des Hypophysenvorderlappens, die im körperlichen Gedeihen sich bemerkbar machen können, haben auf die Psyche anscheinend keinen Einfluß.

Die bei Fürsorgezöglingen und bei Schwachsinnigen nicht selten beobachteten Wachstumshemmungen mäßig hohen Grades sind von manchen Autoren, besonders wenn röntgenologische Veränderungen an der Sella turcica bestanden, als hypophysär angesehen worden,

---

[1] BAUER hält es für möglich, daß bei Zwergwüchsigen anderer Genese, nicht auf hypophysärer Basis, mit normaler Genitalentwicklung später eine Geschwulst der Hypophyse entstehen kann, vielleicht in gewissem kausalen Zusammenhang mit der Wachstumsstörung.

[2] Tabelle über Testikelgewichte s. THOMAS.

und auch die psychischen Defekte deutete man als Zeichen einer Hypofunktion der endokrinen Drüse. Selbst therapeutische Konsequenzen hat man daraus gezogen, und WIESEN z. B. glaubt, durch Hypophysenpräparate die zurückgebliebenen Kinder „bessern" zu können. Dieser Schluß beruht gewiß auf falschen Voraussetzungen, denn hier sind die psychischen Defekte wie die mangelhafte körperliche Entwicklung Stigmata eines Status degenerativus.

Zusammenfassung. Die inneren Organe des kindlichen Hypophysenzwerges entsprechen der Körpergröße. Seine überalterten Gesichtszüge stehen im Gegensatz zu dem infantilen Körperbau. Die Progerie als eigenes Krankheitsbild mit Kachexie einhergehend aber ist nicht hypophysär bedingt. Die Intelligenz entspricht dem wahren Alter.

Der Grundumsatz ist normal, die spezifisch-dynamische Eiweißwirkung dagegen herabgesetzt. In der Blutzuckerregulation sind Zeichen eines Hyperinsulinismus zu finden.

Hypogenitalismus ist kein obligatorisches Symptom der hypophysären Wachstumsstörung.

V. Lokale Veränderungen an der Sella turcica.

Während wir bisher die Symptome beschrieben haben, deren Zusammentreffen das Erscheinungsbild des hypophysären Zwergwuchses ausmacht, sollen im folgenden die lokalen Veränderungen besprochen werden, die am Schädel durch den pathologischen Prozeß entstehen.

In der **Röntgenuntersuchung** haben wir ein wichtiges Hilfsmittel, krankhafte Vorgänge an der Hypophyse aufzuzeigen, dessen häufige Anwendung aber mit größter Vorsicht und Zurückhaltung in der Bewertung der Befunde erfolgen muß, denn hochgradige Veränderungen an der Sella turcica, Exostosen, Spangenbildung, verdicktes Dorsum sellae finden sich so häufig bei endokrin völlig normalen Personen, daß sie keineswegs als Anzeichen für einen pathologischen Prozeß an der Hypophyse zu werten sind. Auch bei gesunden Individuen schwankt die Gestalt und Größe der Sella ganz außerordentlich. Nur etwa bei der Hälfte der Fälle ist ein sog. normales Sellabild erhalten (ENFIELD). So besteht nach FARBEROW zwischen vorderen und hinteren Processus clinoidei in fast 10% aller Profilaufnahmen eine Brückenbildung. BAUER (2) sieht sie als eine degenerative Variante der Schädelbasis an, die keinerlei Schlußfolgerungen auf eine gestörte Hypophysenfunktion zuläßt, allerdings häufiger bei auch sonst konstitutionell degenerierten Kindern anzutreffen ist. BOKELMANN fand sie bei etwa 50% der Personen, die an Störungen der Genitalfunktion litten und deren Genitale unterentwickelt war. Mehrfache Konturierung des Sellabodens soll immer pathologisch sein und für einen raumbeengenden Prozeß sprechen.

Die Größe der Sella ist nur mit Vorbehalt als Beweis einer Hypophysenstörung anzusehen. Die Grenzen des Normalen sind hier sehr weit gesteckt, und das Ausmessen der medialen Sellaprofilfläche etwa nach Quadratmillimetern [HAAS (1, 2), SARTORIUS, BRILL] ist schon deshalb recht illusorisch, weil wir im Röntgenbild ja nur die vordere und hintere Begrenzung der Hypophyse zu sehen bekommen, die Form des Türkensattels also nichts über das Volumen der Hypophyse aussagen kann. Bei abnorm kleinen Hypophysen wird gewöhnlich auch eine besonders kleine Sella anzutreffen sein, niemals aber ist eine unternormal große Sella ein Beweis für eine pathologisch verkleinerte

Hypophyse. Umgekehrt aber haben nach ENFIELD gesunde kleine Personen nicht selten eine auffällig groß erscheinende Sellaprofillinie. Bei Kindern ist weiterhin zu bedenken, daß sie wachsen und daß auch die Schädelbasis größer wird, also auch die Sella der gleichen Person im Laufe der Jahre ihre Größe und Form ändert. Verläßlicher soll es sein, die Sellagröße in Vergleich zu setzen mit der ganzen Schädelbasis, so, daß das Verhältnis der Vorderfläche der Schädelbasis zum Sagittaldurchmesser der Sella bestimmt wird (LÖW-BEER).

Erscheint das Cavum der Sella turcica ausgeweitet und sind die Fortsätze aus ihrer Stellung abgebogen, eventuell verkürzt und destruiert, so ist diesem Befund schon eine größere Bedeutung beizumessen.

Sellabefund bei unserem Hypophysenzwerg: Während die vordere Begrenzung des im ganzen sehr weiten Türkensattels vollkommen geradlinig in den Schatten des Orbitaldaches übergeht, ist eine Destruktion der hinteren Processus clinoidei nicht zu erkennen.

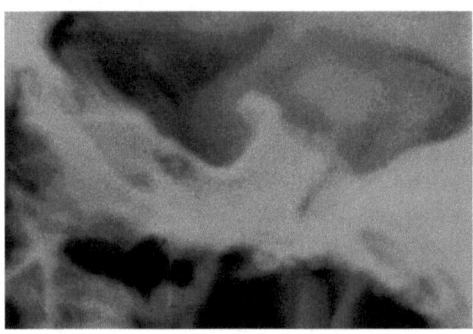

Abb. 20. Erweiterte Sella turcica bei hypophysärem Zwergwuchs. Offene Nähte der Schädelbasis.

Unverändert ist die Osteoporose der Scheitelbeine; die Knochen der Theca cranii, denen die Spongiosa fast vollkommen fehlt, sind sehr dünn. Ungefähr ab 9. Lebensjahr macht sich aber, der allgemeinen Sklerose des Skeletes vorausgehend, an der Schädelbasis eine immer stärker werdende Sklerosierung bemerkbar. Der Knochen gibt einen sehr dichten Kalkschatten, der auffällig kontrastiert mit der Kalkarmut der Scheitelbeine (Abb. 20).

Die Sellaerweiterung und die Deformierung des Processus kann für einen die knöchernen Grenzen auseinanderdrängenden Tumor der Hypophysengegend sprechen, auf jeden Fall aber beweist solche Knochenveränderung das Vorliegen eines hohen intrakraniellen Druckes, dessen Ursache natürlich auch außerhalb der Hypophyse gelegen sein kann, denn gelegentlich findet man auch beim Hydrocephalus internus derartige Destruktionen; die in ihrer inkretorischen Funktion schwer geschädigte Hypophyse liegt dann als dünne Scheibe auf dem Boden der großen aber leeren Sella. Bei einer vollständigen Zerstörung der Processus clinoidei soll nach ERDÉLYI weniger an eine Hypophysengeschwulst als an eine Hirndrucksteigerung anderer Ursache gedacht werden. Eine Kompression der Keilbeinhöhle ist im Kindesalter nicht zu erwarten, denn hier sind die Nebenhöhlen ja auch normalerweise wenig entwickelt. Der Kalkgehalt der Schädelbasis ist unwichtig, da er auch beim Gesunden schon weitgehend schwankt (FARBEROW).

Sichere röntgenologische Tumorsymptome sind nach SCHÜLLER (2, 3):

1. Schattendifferenzen zwischen Luft und Tumorgewebe infolge Durchbruches der Geschwulst in die Keilbeinhöhle;

2. Intrakranielle Ansammlung von Luft, die nach Zerstörung des Sellabodens in den Gehirnschädelraum eindringen konnte;

3. Kalkablagerung. Während die unter 1. und 2. angeführten Zeichen für Hypophysengeschwülste des Kindesalters ungewöhnlich sind, ist der Nachweis von wolkigen oder auch krümeligen und schalenförmigen Kalkschatten in einer

destruierten oder deformierten Sella turcica für einen Tumor beweisend. Besonders die ERDHEIMschen Hypophysengangsgeschwülste verkalken häufig [1] und werden so röntgenologisch sicher erkennbar. Beim Hydrocephalus findet man niemals kalkdichte Verschattungen.

Ein Röntgenbild ohne *krankhaften Befund* jedoch spricht nicht gegen eine Geschwulst. Der Tumor kann klein sein oder an einer Stelle liegen, z. B. präsellär oder eventuell intrasellär sich erst nach der Seite ausbreiten, wo er keine Knochenveränderungen macht.

Wenn so die Röntgenuntersuchung im Stich läßt, kann häufig der **ophthalmologische** *Befund* weiterhelfen, denn die suprasellären Geschwülste führen oft zu Sehnervenstörungen. Es kommt zu den verschiedenen Formen der *Hemianopsie*; Stauungspapillen werden bei Tumoren der Sellagegend jedoch seltener gesehen (FARBEROW). Das Fehlen einer bitemporalen Hemianopsie schließt eine Hypophysengeschwulst aber nicht aus.

Gelegentlich besteht ein Exophthalmus (HEINEMANN, STRUNZ, BAENSCH). In unserem Falle wurde er im Laufe der Jahre immer stärker und betrug im Dezember 1937 mit dem Exophthalmometer von HÄRTEL gemessen, rechts 28,5 mm, links 26,5 mm. Erklärlich wird das Hervortreten der Bulbi dadurch, daß die Orbita im Wachstum zurückbleibt und den Augäpfeln nicht mehr genügend Raum gewährt. Auch kann die Orbitalwand durch den hohen intrakraniellen Druck vorgewölbt sein; nur selten kommt es zu einer Verkleinerung der Orbita durch Hereinwachsen des Tumors in die Augenhöhle.

Die **interferometrische Untersuchungsmethode** gibt keine sicheren Ergebnisse; die Resultate sind umstritten (REICH).

ROHMER glaubt aus der Menge des produzierten thyreotropen Hypophysenvorderlappenhormons auf den Funktionszustand der Hypophyse schließen zu können, indem er Blut oder Urin der zu prüfenden Person Meerschweinchen injiziert und die Schilddrüsenreaktion dieser Tiere als Indicator benutzt (s. auch BOKELMANN).

VI. Hormonbehandlung.

Die Erfolge der spezifischen Substitutionstherapie bei zahlreichen innersekretorischen Erkrankungen legen den Wunsch nahe, auch den Ausfall der Hypophysenvorderlappeninkretion durch Hormonzufuhr auszugleichen und auf diesem Wege den hypophysären Zwergwuchs zu heilen. Im Tierversuch ist man dazu sehr wohl in der Lage, und auch beim Menschen sind günstige Ergebnisse mit der Hormonbehandlung der pituitären Entwicklungsstörungen gesehen worden. Allerdings scheitern diese Bemühungen noch sehr oft an der geringen Wirksamkeit und Reinheit der verwendeten Präparate.

Die Reindarstellung des Inkretes der eosinophilen Vorderlappenzellen ist noch nicht restlos gelungen. Im EVANSschen Hormon besitzen wir aber ein Präparat, das im wesentlichen nur den Wachstumsfaktor der Hypophyse enthält. Die Gewinnung erfolgt durch wäßrige alkalische Extraktion von Ochsenhypophysen, Natriumsulfatfällung der Auszüge und selektive Adsorptionsmethoden. Im Tierversuch hat sich nur die subcutane Applikation als wirksam erwiesen, während auf peroralem Wege die Hormone anscheinend zerstört werden. Beim Menschen dagegen sind auch durch stomachale Zufuhr gewisse Erfolge gesehen worden,

---

[1] Auch Osteome, Osteochondrome, Verkalkungen von Endotheliomen der Hirnhäute, Cholesteatome der Chiasmaregion, Aneurysmen der Carotis interna geben einen röntgenologischen Kalkschatten [SCHÜLLER (3)].

so daß vielleicht ähnlich wie beim Thyroxin die im Kindesalter bei einer Dauerbehandlung sehr lästigen Injektionen vermieden werden können.

Leider sind die Extrakte sehr unbeständig, und bei den im Handel befindlichen Präparaten ist auch jetzt immer noch zu fürchten, daß sie eine wechselnd hohe, oft aber nur sehr geringe Menge des Wachstumshormons enthalten. An mehreren angeblich therapieresistenten Fällen von ENGELBACH zeigte sich, im Tierversuch später bestätigt, daß die Patienten einen vollkommen unwirksamen Extrakt erhalten hatten. Testungsmethoden sind sehr schwierig, gewöhnlich wird nur die gonadotrope Wirkung des Vorderlappenextraktes bestimmt. Der Prüfungsausschuß der American Medical Association (Council on Pharmacy and Chemistry) hat daher noch keine der handelsüblichen Wachstumshormonpräparate als sicher wirksam anerkannt. Aus diesem Grunde empfehlen mehrere Forscher immer wieder die Drüsenimplantation, durch die dem Körper eine große Menge des gesamten in der Hypophyse vorhandenen, nicht chemisch bearbeiteten Hormongemisches zugeführt wird, und haben hiermit bessere Resultate gesehen als durch die Verabreichnung von Extrakten (KYLIN, ERHARDT, SMITH). Die Präparate aus Schwangerenurin sollen nach RAAB (2) weniger erfolgsicher sein als die Drüsenextrakte. Welche *Dosierung* eine optimale Wachstumsleistung erzielt, ist bisher noch unbekannt.

Aber selbst ein biologisch vollwertiges Präparat wird die hypophysären Ausfallserscheinungen nicht beseitigen können, wenn der Receptor, auf den das Hormon wirken soll, nicht darauf anspricht (SZONDI). So reagieren nach EVANS die Tiere ganz verschieden auf das Wachstumshormon; bei Hunden z. B. gelingt es, sogar Überdosierungserscheinungen bis zur Akromegalie zu erzielen [s. auch LUCKE und HÜCKEL (7), KINDLER], Ratten und Kaninchen dagegen verhalten sich refraktär; und über eine maximale Reaktion hinaus ist auch bei Hunden trotz Erhöhung der Dosis keine Wachstumssteigerung möglich.

BRAILSFORD ROBERTSON hat bei der hypophysektomierten Maus nachgewiesen, daß die Hypophysenvorderlappenfütterung verschieden stark wirkt je nach der Altersperiode, in der sich das Tier befindet. Ähnlich wie beim Menschen verläuft auch bei den Mäusen die Körperentwicklung in drei Phasen, in der mittleren wird durch die Hormonzufuhr nur eine Gewichtszunahme, aber keine Wachstumssteigerung erzielt. Nach BIEDL (2) versagt die Hypophysenvorderlappenbehandlung des Kindes in der sozusagen insensiblen Phase zwischen dem 8. und dem 13. Lebensjahr, während zur Zeit der Präpubertät und in der Periode der ersten Streckung prägnante Wirkungen gesehen werden[1]. Die Zeit nach der Pubertät bietet für den therapeutischen Effekt eine ungünstige Prognose [ENGELBACH (3)], obwohl anfänglich auch dann zahlreiche Epiphysenfugen noch nicht geschlossen sind.

Im ganzen ist die Aussicht, mit Hypophysenvorderlappenextrakten die Wachstumshemmung vollkommen zu beseitigen und eine normale Statur zu erzielen, nicht sehr groß; das Hormon stimuliert wohl das Wachstum kleinwüchsiger Menschen während der Wachstumsperiode, reicht aber nicht aus, um auch nur 50% des Wachstumsrückstandes auszugleichen; den klassischen Hypophysenzwerg rehabilitiert es nicht (EVANS). Einzelne Symptome, z. B.

---

[1] Das gleiche beobachtete LEREBOULLET (2) mit der Thymustherapie der Entwicklungsstörungen.

die herabgesetzte spezifisch-dynamische Wirkung [SHELTON (2), PLAUT-LIEBESNY) oder der Hypogenitalismus (CARNOT, JACOBSON) werden in selektiver Weise beeinflußt, das Gesamtbild der hypophysären Dystrophie aber bleibt oft ohne wesentliche Besserung bestehen [DUNLOP, BAUER (2)[1]]. Ja, es gibt Skeptiker, die unter Berücksichtigung der Tatsache, daß auch ohne ärztliches Zutun bei den verschiedenen Zwergwuchsformen sprunghafte Wachstumsschübe möglich sind, eine sog. „erfolgreiche Behandlung" leugnen [BAUER (2), NOBÉCOURT].

Da der hypophysäre Zwergwuchs große Ähnlichkeit mit dem durch Nebennierenausfall bedingten hat, ist es vielleicht möglich, durch Nebennierenrindenextrakte auch die Hypophyseninsuffizienz auszugleichen; einzelne Symptome der hypophysären Kachexie z. B. sprechen sowohl auf Hypophysenvorderlappen- wie auf Nebennierenpräparate günstig an. Versuche in dieser Richtung liegen noch nicht vor [LUCKE (3, 4)].

Den ablehnenden Urteilen sind aber doch zahlreiche Fälle gegenüberzustellen, die trotz aller Kritik für eine Wirksamkeit der Wachstumspräparate sprechen. ENGELBACH (3, 4) und Mitarbeiter z. B., die auf dem Gebiete der Hormonbehandlung kindlicher Hypophysenzwerge eine große Erfahrung besitzen, treten für die Therapie der pituitären Wachstumsstörung mit Vorderlappenhormon warm ein; allerdings ist es, wie auch die Tierversuche erweisen [KEMP (2)], im Sinne einer möglichst vollwertigen Substitution zweckmäßig, die reine Wachstumskomponente mit dem thyreotropen Hormon oder mit Schilddrüsenpräparaten im Alter von 11—13 Jahren mit dem gonadotropen Hormon zu kombinieren.

EVANS selbst behandelte hypophysäre Entwicklungsstörungen oft erfolgreich mit Vorderlappenextrakten. Weitere günstige Resultate werden berichtet von GOLDBERG, DORF, EBERHARDT, BLEULER, TURNER, FALTA-HÖGLER (2).

Bei unserem Patienten hatte eine 1929—30 ein Jahr lang durchgeführte Kur mit *Präphyson* per os anfänglich einen deutlichen Einfluß auf seine körperliche Entwicklung: In 3 Wochen wuchs er 3 cm; das bedeutet eine Längenzunahme, wie sie normalerweise in 8 Monaten geleistet wird. Weiterhin wuchs er aber nur sehr langsam, trotz fortgesetzter Verabreichung von Präphyson. Vor der Präphysonkur hatte die Verabreichung von Thyreoidin keinen Einfluß auf das Längenwachstum.

Einen großangelegten Rechenschaftsbericht über die mit Hypophysenvorderlappenextrakt zu erzielenden Ergebnisse hat 1936 SHELTON (1) gegeben. In zahlreichen Fällen sah er bei Personen, die seit Jahren im Längenwachstum und in der Geschlechtsentwicklung zurückgeblieben waren, im Anschluß an die Injektion von Vorderlappenextrakten, kombiniert mit Thyreoidin, die sexuelle Reife eintreten. Auch verschwand der kindliche Gesichtsausdruck. Der Größenzuwachs war nicht in dem gleichen Maße überzeugend, doch überschritt er wesentlich das Maß dessen, was auf Grund der bisherigen Wachstumsleistung berechnet, hätte erwartet werden können,

z. B. bei seinem Fall 1 B. P., der $19^{1}/_{2}$ Monate lang 5mal in der Woche 5 ccm eines alkalischen Extraktes des Hypophysenvorderlappens erhielt. In dieser Zeit wuchs der Patient 7,8 cm (d. h. annähernd soviel wie auch ein normales Kind gewachsen wäre) und war mit 15 Jahren 2 Mon. 141,7 cm lang; nach dem Verlauf der Wachstumskurve in den Jahren vorher wäre nur eine Längenzunahme von 5,6 cm zu erwarten gewesen;

oder bei dem $15^{1}/_{2}$ Jahre alten Jungen F. O. (Fall 6), der 17 Monate, mit Hypophysen- (insgesamt 1300 ccm) und Schilddrüsenextrakten behandelt, 10,9 cm wuchs in einer Zeit, wo ein normal sich entwickelndes Kind etwa 8,3 cm länger geworden wäre, der Patient aber, eine gleiche Wachstumskurve wie bislang ohne Behandlung vorausgesetzt, nur 6,0 cm. Bei diesem Kinde ist auffällig, daß sein Genitale und die sekundären Geschlechtsmerkmale sich stärker entwickelten, als dem Alter entsprach, ähnlich vielleicht wie bei dem von uns

---

[1] Selbst bei Hypothyreosen ist ja die Wachstumshemmung durch Schilddrüsenmedikation am schwersten zu beseitigen.

beobachteten Kinde der Penis nicht infantil sondern recht stark ausgebildet ist, „probably excessive for the stature". Möglicherweise handelt es sich hier wie dort um eine in den Rahmen des Physiologischen fallende Variante. Es könnte aber auch, wie SHELTON denkt, eine Überdosierung des Hypophysenvorderlappenextraktes dies verursacht haben; die rückständige Sexualentwicklung ist ja, wie schon erwähnt, leichter zu korrigieren als der Zwergwuchs.

Ein anfänglich deutlicher, später aber trotz Fortführung der Behandlung sehr verlangsamter Wachstumsanstieg war bei dem 14jährigen Kinde J. N. (Fall 4) zu beobachten, das, 109,2 cm groß, 4,7 cm wuchs in einer Zeit, in der normalerweise ein Kind etwa 5,3 cm gewachsen wäre; ohne Therapie jedoch wäre wohl nur eine Längenzunahme von ungefähr 2,8 cm eingetreten. Letztlich hat in diesem wie in anderen Fällen die Verabfolgung von Wachstumshormon nur einen einige Zeit anhaltenden Wachstumsschub ausgelöst, den Zwergwuchs aber nicht beseitigen können.

JACOBSEN sah ein Kind, das mit 6 Jahren 99 cm groß war, 10 kg wog und $8^1/_2$jährig die Länge von 102 cm und ein Gewicht von 14,5 kg hatte. Nach Verabfolgung von Hypophysenvorderlappenextrakt und Thyreoidin wuchs das Kind in 6 Monaten 6,3 cm, und nach Aussetzen der Behandlung im folgenden halben Jahr noch 2,9 cm. Ein erneuter wesentlicher Wachstumsschub war aber mit Hypophysenvorderlappenextrakt allein in der darauffolgenden Zeit nicht mehr zu erzielen; Gewichtszunahme über 5 kg.

FALTA berichtet über einen Patienten, der seit dem 13. Jahr nicht mehr wesentlich gewachsen ist und mit 19 Jahren ohne Behandlung in einer Vorperiode von 32 Tagen 0,5 cm an Länge zunahm. Dann erhielt er Prähormon (ein aus Urin gewonnenes Wachstumshormonpräparat) und wuchs in 22 Tagen 2,0 cm. Auch in der Kombination mit Prolan war aber, abgesehen von einem kurz dauernden Wachstumsschub (in 11 Tagen 2 cm), kein Erfolg mehr zu erzielen.

Sichere auf die Hypophyse als Krankheitsherd hinweisende Symptome lagen bei diesem Patienten nicht vor. Auch andere Autoren haben Rückständigkeit der Körperentwicklung mit Hypophysenvorderlappenpräparaten und Schilddrüsenmedikation erfolgreich behandelt, obwohl wahrscheinlich bei ihren Kranken ein erheblicher Ausfall der Hypophyseninkretion nicht bestand.

DUNLAP z. B. erreichte mit 15 Injektionen Hypophysenvorderlappenextrakt und 25 Tabletten Schilddrüsensubstanz die Beseitigung eines Hypogenitalismus und starker Untergewichtigkeit (Kachexie?) bei einem $17^1/_2$jährigen Jungen, der kaum kleiner war, als es der Norm entsprach (ähnliches berichten ENGELBACH, FERRANINI).

Durch Zufuhr des Wachstumshormons versetzen wir bei derartigen gewiß innersekretorisch, aber nicht ausschließlich hypophysär bedingten Zuständen dem inkretorischen System anscheinend einen Stoß, der gar nicht die Stelle der primären Läsion trifft, sondern irgendwie in die hormonalen Korrelationen eingreift[1]. Die Organextraktbehandlung wird so nicht als spezifisch gerichtete Substitution angewandt, sondern als eine Art hormonale Reiztherapie, die in geeigneten Fällen schon nach kürzerer Zeit einen Ausgleich in den gestörten Beziehungen der Hormone untereinander herbeiführt. Es ist selbstverständlich, daß in einer solchen Situation viel eher eine Ausheilung zu erwarten ist, als wenn ein jährlich größer werdendes Defizit an Hypophysenvorderlappenhormon ersetzt werden muß.

Andererseits gibt es aber auch Fälle von sicher hypophysärer Entwicklungsstörung, die auf einer nur *temporären Unterfunktion* der Hypophyse beruhen. Gelingt es dann, durch die Hormonbehandlung das erschöpfte Organ für einige Zeit zu entlasten, so besteht die Möglichkeit, daß dieses sich vollkommen erholt und weiterhin normal funktioniert. Natürlich ist es möglich, daß auch ohne

---

[1] Als Beispiel sei nur angeführt, daß nach EVANS die Hypothyreose entweder durch Verwendung von Schilddrüsensubstanz als Anregungsmittel für die Hypophyse oder durch Behandlung mit Hypophysenextrakten gebessert werden kann.

eine Therapie die Ausheilung eintritt, vornehmlich wenn der Körper die an die innersekretorischen Drüsen besondere Ansprüche stellende Zeit der Pubertät überstanden hat.

So sah ROSENSTERN (5) in der Zeit nach dem Weltkriege mehrfach abnorm kleine Kinder mit frühkindlichen Proportionen aber dem wahren Alter entsprechender geistiger Entwicklung und Physiognomie. Im Laufe der Jahre verringerte sich bei guter Allgemeinpflege das Längendefizit und letztlich war den Patienten nicht mehr anzumerken, daß sie lange Zeit das typische Erscheinungsbild einer hypophysären Wachstumsstörung geboten hatten.

Eine Substitutionstherapie wird geeignet sein, derartige passagere Hypophysenunterfunktion schneller zu überwinden, wie das wohl bei dem von LUCKE (6) eingehend beschriebenen Hypophysenzwerg der Fall war.

Das $12^1/_2$ Jahre alte, geistig dem wahren Alter entsprechende Mädchen mit etwas an Myxödem erinnernder Physiognomie hatte vor der Behandlung die Statur einer 6jährigen (Länge 110 cm, Gewicht 26 kg). Sie erhielt 14 Tage lang Präphysoninjektionen und dann Präphyson per os. In $2^1/_2$ Jahren wurde ein großer Teil des Längendefizites eingeholt, das Kind war 28 cm gewachsen;
Länge 138 cm (Alterssollänge 155 cm).
Gewicht 43,3 kg (Alterssollgewicht 43—51 kg). Sie wirkt jetzt wie 12jährig, auch die sekundären Geschlechtsmerkmale sind erschienen. Weiterhin ist das Kind regelrecht gediehen.

Einige von SHELTON (1) mitgeteilte Fälle, die auch nach Absetzen der Therapie sich weiterhin sehr gut entwickelten, möchten wir gleichfalls der Gruppe vorübergehender hypophysärer Wachstumsstörungen zuordnen.

Eine Operation der Hypophysengangsgeschwülste hat im Kindesalter bisher keine nennenswerte Besserung des Krankheitsgeschehens, geschweige denn eine Heilung gebracht. Der Versuch, durch Punktion eine Druckentlastung zu erzielen, ist etwas aussichtsreicher, eventuell auch die Röntgentiefenbestrahlung (ROUSSY, CARPENTER).

Ungeklärt ist noch die Tatsache, warum in so vielen Fällen nur ein Anfangserfolg erzielt wird, so wie auch bei unserem Patienten in der ersten Zeit nach der Hormonzufuhr eine erhebliche Längenzunahme eingetreten ist, dann aber trotz konsequenter Fortführung der Therapie der Körper nicht mehr darauf anspricht. Daß es sich hier immer um spontane Wachstumsschübe unabhängig von der Behandlung gehandelt hat, ist wegen der Regelmäßigkeit, mit der diese Erscheinung zu beobachten ist, nicht wahrscheinlich. Besser läßt sie sich durch die von COLLIP (2), HOSKINS u. a. im Tierexperiment gesehene Wirkung erklären, die z. B. von der lange Zeit hindurch fortgesetzten Verabreichung von größeren Gaben gonadotropen Hormons ausgeht. Die Empfindlichkeit der Ovarien gegen das Hormon nimmt ab, und die Tiere verhalten sich später so, als ob ihnen das Hormon vollkommen fehlt; ihre Geschlechtsmerkmale bilden sich zurück. ANSELMINO (3) sah einen ähnlichen Effekt bei der langdauernden Zufuhr von Hypophysenvorderlappenextrakten auf die Epithelkörperchen, die später auch nicht mehr in der gleichen Weise ansprachen wie zu Beginn des Versuches. Als Ursache dafür die Wirkung einer hemmenden Substanz, eines *Antihormons* anzunehmen, das unter physiologischen Bedingungen nicht vorhanden ist, sondern erst wirksam wird nach längere Zeit fortgesetzter Zufuhr artfremder Drüsenextrakte, ist nicht ganz plausibel. Denn wir sehen ja auch bei der pathologisch vermehrten körpereigenen Inkretion des Hypophysenvorderlappens beim basophilen und eosinophilen Adenom, daß die Erfolgsorgane nicht dauernd in übermäßiger Funktionssteigerung beharren können. Trotz der reichlich vorhandenen gonadotropen Hormone lassen z. B. beim CUSHINGschen Basophilismus die Sexualfunktionen nach und die Vermehrung der Körpermasse bei der Akromegalie endet letztlich in Kachexie. Auch bei der künstlichen Zufuhr von Hypophysenvorderlappenhormon als Ersatz einer mangelhaften körpereigenen Inkretproduktion scheint eine derartige Überreizung des Organismus denkbar.

VII. Ergebnis.

Im Gegensatz zu den mehrfach genauestens erforschten Hypophysenzwergen des Erwachsenenalters gibt es keine eingehende Beschreibung der kindlichen hypophysären Entwicklungsstörung. Daher wurde es unternommen, unter Benutzung der Krankengeschichte eines Patienten, der vom 5.—14. Lebensjahr in unserer Beobachtung stand, das Symptomenbild des hypophysären Zwergwuchses im Kindesalter zu umreißen.

Die unterschiedliche Ausdehnung des pathologischen Prozesses an der Hypophyse, sein Übergreifen auf benachbarte diencephale Zentren und das Eintreten interglandulärer Korrelationen machen es unmöglich, das Krankheitsbild eindeutig festzulegen und erklären die geringen Erfolge der spezifischen Substitutionstherapie in den Fällen, in denen eine dauernde Minderleistung des Hypophysenvorderlappens besteht. Weiterhin wird das Symptomenbild dieser Erkrankung anders ausfallen, je nach dem Zeitpunkt, zu dem der Hormonmangel sich auszuwirken beginnt. Einen wichtigen Anhaltspunkt dafür bieten die Verknöcherungsverhältnisse des Schädels; offene Schädelnähte sind ein sicheres Merkmal für frühzeitigen Beginn im Säuglingsalter, vielleicht von dem Zeitpunkt an, wo der Säugling mit der Geburt aus dem Bereich des protektiven mütterlichen Hormonschutzes entlassen ist.

Neben der Schilderung der gewöhnlich bei den Hypophysenzwergen gesehenen körperlichen Veränderungen werden mehrere Symptome besprochen, deren Genese noch fraglich ist. Die Akromikrie wird als eine hypophysär bedingte regressive Skeletveränderung angesehen; desgleichen die lokalisierten Knochendestruktionen (PERTHES) die man nicht selten im Gefolge des hypophysären Zwergwuchses beobachtet. Die endokrine Dysfunktion stellt aber nur eine Teilkomponente im Entstehungsmechanismus dieser Krankheit dar, indem sie eine Disposition des Skeletes schafft, so daß andere noch hinzutretende Momente vornehmlich mechanischer Natur nun die Knochenveränderungen auslösen können. Die bei dem beobachteten Patienten überraschend sich entwickelnde Knochensklerosierung ist mit Vorbehalt als ein Ausheilungsversuch der anfänglich bestehenden Osteoporose zu deuten.

Die überalterten Gesichtszüge des hypophysären Zwerges stehen im Gegensatz zu seinem kindlich proportionierten Körperbau und finden sich auch bei der Progerie, die aber, mit Kachexie einhergehend, ein eigenes nicht rein hypophysär bedingtes Krankheitsbild darstellt.

Die Genitalentwicklung, die abhängig ist von der Funktion der basophilen Zellen des Hypophysenvorderlappens, kann beim Hypophysenzwerg ungestört sein.

VERLAG VON JULIUS SPRINGER / BERLIN

Die Elektrokardiographie und andere graphische Methoden in der Kreislaufdiagnostik. Von Professor Dr. **Arthur Weber,** Direktor des Balneologischen Universitäts-Instituts Bad Nauheim. Dritte Auflage. Mit 137 Abbildungen. XVII, 202 Seiten. 1937. RM 15.60, gebunden RM 16.50

Grundzüge einer klinischen Vektordiagraphie des Herzens.
Von Professor Dr. **F. Schellong,** Vorstand des Krankenhauses Speyerershof in Heidelberg. Mit einem Beitrag „Der Siemens-Vektordiagraph" von Dr. A. Buckel, Berlin. (Sonderdruck des gleichnamigen Beitrages in den Ergebnissen der inneren Medizin und Kinderheilkunde, Band 56.) Mit 68 Abbildungen. II, 88 Seiten. 1939. RM 12.—

Röntgendiagnostik des Herzens und der großen Gefäße.
Von Dr. **Erich Zdansky,** Primararzt und Vorstand der Röntgenabteilung am Krankenhaus Wieden in Wien. Mit 384 Abbildungen im Text. VIII, 407 Seiten. 1939.
RM 63.—, gebunden RM 66.—
⟨Verlag von Julius Springer/Wien⟩

Die Herz- und Gefäßkrankheiten. Von Professor Dr. **Walter Frey,** Direktor der Medizinischen Universitätsklinik Bern. Mit 67 Abbildungen. V, 342 Seiten. 1936. RM 29.—, gebunden RM 32.60

Das Beriberi-Herz. Morphologie. Klinik. Pathogenese. Von Professor Dr. **K. F. Wenckebach,** em. Vorstand der I. Medizinischen Universitätsklinik Wien. (‚‚Pathologie und Klinik in Einzeldarstellungen", 6. Band.) Mit 38 Abbildungen. VII, 106 Seiten. 1934. RM 12.—, gebunden RM 13.50

Handbuch der Virusforschung. Herausgegeben von Professor Dr. **R. Doerr,** Basel, und Professor Dr. **C. Hallauer,** Bern. In zwei Hälften. Das Werk ist nur vollständig käuflich.
Erste Hälfte: **Die Entwicklung der Virusforschung und ihre Problematik. Morphologie der Virusarten. Die Züchtung der Virusarten außerhalb ihrer Wirte. Biochemistry and Biophysics of Viruses.** Mit 71 zum Teil farbigen Abbildungen im Text. XII, 547 Seiten. 1938. RM 66.—, gebunden RM 69.—
Zweite Hälfte: **Die Virusarten als infektiöse Agenzien. Die Immunität gegen Virusinfektionen. Die Technik der experimentellen Erforschung phytopathogener Virusarten.** Mit 19 Abbildungen im Text. XVI, 838 Seiten. 1939.
RM 96.—, gebunden RM 99.—
⟨Verlag von Julius Springer/Wien⟩

Lehrbuch der Mikrobiologie und Immunbiologie. Von Dr. Dr. **Max Gundel,** Professor an der Medizinischen Akademie Düsseldorf, Direktor des Hygienischen Instituts des Ruhrgebiets zu Gelsenkirchen, und Dr. **Walter Schürmann,** Honorarprofessor an der Universität Münster, Ärztlicher Direktor der Reichsknappschaft zu Berlin. Zugleich zweite Auflage des Leitfadens der Mikroparasitologie und Serologie von E. Gotschlich und W. Schürmann. Mit 85 zum größten Teil farbigen Abbildungen. VIII, 456 Seiten. 1939. RM 22.50, gebunden RM 24.60

Klinische Infektionslehre. Einführung in die Pathogenese der Infektionskrankheiten. Von Dr. med. habil. **Felix O. Höring,** Oberarzt der II. Medizinischen Klinik und Dozent an der Universität München. Mit einem Geleitwort von Professor Dr. A. Schittenhelm. VIII, 184 Seiten. 1938. RM 9.60, gebunden RM 10.50

Zu beziehen durch jede Buchhandlung

VERLAG VON JULIUS SPRINGER / BERLIN

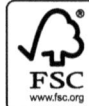

MIX
Papier aus verantwortungsvollen Quellen
Paper from responsible sources
FSC® C105338

If you have any concerns about our products,
you can contact us on
ProductSafety@springernature.com

In case Publisher is established outside the EU,
the EU authorized representative is:
**Springer Nature Customer Service Center GmbH
Europaplatz 3, 69115 Heidelberg, Germany**

Printed by Libri Plureos GmbH
in Hamburg, Germany